U0279672

国家科学技术学术著作出版基金资助出版

转移性肝癌外科治疗

主　编　王　鲁

副主编　张　倜　毛岸荣　赵一鸣
　　　　潘　奇　朱卫平

上海科学技术出版社

图书在版编目（CIP）数据

转移性肝癌外科治疗 / 王鲁主编. -- 上海 ：上海
科学技术出版社，2024.1
ISBN 978-7-5478-6333-6

Ⅰ．①转… Ⅱ．①王… Ⅲ．①肝癌－诊疗 Ⅳ.
①R735.7

中国国家版本馆CIP数据核字（2023）第185518号

转移性肝癌外科治疗

主编 王 鲁

上海世纪出版（集团）有限公司
上海 科 学 技 术 出 版 社 出版、发行
（上海市闵行区号景路 159 弄 A 座 9F‐10F）
邮政编码 201101 www.sstp.cn
上海普顺印刷包装有限公司印刷
开本 889×1194 1/32 印张 8
字数 195 千字
2024 年 1 月第 1 版 2024 年 1 月第 1 次印刷
ISBN 978‐7‐5478‐6333‐6/R·2844
定价：88.00 元

本书如有缺页、错装或坏损等严重质量问题，请向印刷厂联系调换

内容提要

　　本书系复旦大学附属肿瘤医院肝脏外科针对 15 种常见转移性肝癌的外科治疗经验总结,详细介绍各种肝转移癌的流行病学、分期、分型、手术治疗、化疗、放疗、靶向治疗、免疫治疗、预后、随访等内容,重点介绍外科新术式与其他局部治疗手段如射频毁损、分子靶向及免疫等综合治疗方法的科学有效联用、疗效评价等方面的新进展。

　　本书涉及的内容,不仅可以为肿瘤外科临床医务人员提供专业指导,也可为肿瘤内科、介入科、放疗科等同行提供循证基础上的证据和操作建议,还可供国内各级医学院校相关专业师生阅读参考。

编 委 会

主 编 王 鲁

副主编 张 偶　毛岸荣　赵一鸣　潘 奇
　　　　朱卫平

编 委（按姓氏笔画排序）
丁志文　王 苗　王龙蓉　王益林
冯 韵　朱洪旭　许蔚起　吴医斌
张 宁　张永法　周嘉敏　贺西淦
徐 宇

序

　　王鲁教授主编《转移性肝癌外科治疗》，邀请我写序，我欣然同意。一是因为近年我国癌症谱已有明显改变，结直肠癌明显上升，由结直肠癌导致的肝转移也明显增多，是一个值得关注的现实问题。二是当前癌症研究正处于转型阶段，分子靶向治疗和抗PD-1等新免疫治疗以及新思路的出现，使临床治疗模式可能出现新的变化。三是这本专著是在大量临床实践的基础上写的，每年手术切除结直肠癌肝转移近500例，"实践出新知"，当可能有新发现。四是王鲁教授20多年前曾是我的博士研究生，他的博士论文曾被评为全国优秀博士论文，提示他在科研上有较强的创新意识。我写序，倒不是因为对此有新的诊疗经验，而是想借此机会讲点个人想法供参考。

　　我经常给年轻同道讲四句话："需求出发，质疑先导，精细实践，中国特色。"作为肝外科医生，把注意力转到转移性肝癌方面，是符合国情，符合从"需求出发"的。我以为，这正是当前需要十分强调的，尤其是不少科学研究从SCI出发来看，是值得认真思考的问题。至于"质疑先导"，我以为在临床上，既要"按章办事"，认真按诊疗规范办；但也要有质疑精神，不然就难有进步。《孙子兵法》有句名言"以正合，以奇胜"，前者正是提倡按规范办事，但要胜出，还要出奇制胜，而出奇制胜的前提便是"质疑"已有的模式和结论；

在王鲁教授写的"前言"中，已可看到对诸多方面已有所质疑、有所思考，这是难能可贵的。关于"精细实践"，当前一个风气是"以量取胜"，医院病床越多越好，手术例数越多越好，而不是"以质取胜"；诚然，没有一定的数量就难有质量，但数量不等于质量，而要有质的提高，就需要对质疑后形成的新思路进行"精细实践"，才可能有新发现，写书就是从大量实践中理出个头绪来。最后一句"中国特色"，也是最重要的一句。从当前我国抗疫所取得的成效来看，正是坚持"中国特色"的结果。其实质即"阴阳互存"，不能只看"阴"不看"阳"；我们既强调"精准"（病毒鉴定、核酸检测、疫苗研制），也重视"模糊"（戴口罩、隔离、中医介入、人民投入）；换言之，就是"洋为中用＋中国思维（阴阳互存）"。我以为，要有"中国特色"，需要学点中华哲学思维。中华哲学思维，正是中华五千年从未中断文明的精华。

　　我推荐此书，作为一个良好开端，并预祝在形成"中国特色"方面取得成功！

汤钊猷

中国工程院院士

2023 年 10 月

　　转移性肝癌是其他部位原发的恶性肿瘤转移至肝脏,并在肝脏形成单个或多个的癌灶。肝脏是大多数恶性肿瘤较常转移的器官,恶性肿瘤致死病例中约 40% 的患者伴发肝转移,导致转移性肝癌发病率已远远超过原发性肝癌。目前国内转移性肝癌原发灶最多的器官是结直肠,其次为乳腺、卵巢、胰腺、神经内分泌器官、肺、胃、鼻咽等。

　　转移性肝癌的治疗,包括系统性化疗、免疫靶向治疗以及针对肝脏病灶的局部治疗,如手术治疗、射频消融、放射治疗等。外科切除在常见转移性肝癌中的治疗价值已得到越来越多研究的证实。截至目前,根治性手术切除已成为结直肠癌肝转移和神经内分泌瘤肝转移的最有效治疗途径。随着外科手术技术的进步如微创外科开展、加速康复外科普及,以及有效的全身治疗药物不断出现、个体化精准分子诊断的发展,转移性肝癌的外科治疗经历了理念不断更新和适应证逐渐扩大的过程。对于不可切除肠癌肝转移与神经内分泌肿瘤肝转移患者,肝移植的安全性和有效性也得到了初步证实。但是,当前满足手术切除指征的患者占比较少,术后复发风险高等问题也不容忽视,转移性肝癌的整体预后仍较差。未来,转移性肝癌的外科治疗模式将进一步优化,通过受益人群的早期识别、手术时机的准确选择,以及 MDT 模式的全程管理,将进一步向精准医疗和个体化治疗迈进。

在此背景下,编纂此书的想法提上了议事日程,我们组织了相关的专家与学者,在大家的共同努力下,经过一年多的反复修改与撰写,本书得以顺利编写完成。

本书以15种常见肿瘤的肝转移问题为导向,总结凝练15种肿瘤肝转移的流行病学、分期、分型、手术治疗、化疗、放疗、靶向治疗、免疫治疗、预后、随访等,围绕问题的重要性和普遍性、研究进展以及未来发展展开专业阐述。本书涉及的内容,不仅可以为肿瘤外科医生提供专业指导,也可为肿瘤内科、介入科、放疗科等同行提供循证基础上的证据和操作建议。

参与本书编写的均为上海市抗癌协会肝胆肿瘤专业委员会的专家和学者,具有较好的理论基础和丰富的实践经验。在本书的编写过程中,得到了复旦大学附属肿瘤医院的大力支持和帮助,特别是郭小毛教授、邵志敏教授的鼎力支持!同时,本书的编写,得到国家科学技术学术著作出版基金资助项目的全程支持,在此一并表示衷心感谢!

今后,本书将根据最新的治疗指南与进展进行数据的更新,始终与国内外的最新进展保持一致。限于水平,不当之处请各位读者不吝指正。

王 鲁

教授、主任医师

上海市抗癌协会肝胆肿瘤综合治疗专业委员会主任委员

复旦大学附属肿瘤肿瘤医院肝脏外科主任

2023 年 10 月

目　录

第一章 总 论

谈到肝癌,首先就会想到原发性肝癌。原发性肝癌是最常见的恶性肿瘤之一,在全球原发性肝癌 2020 年新发 90.6 万例,发病率居所有恶性肿瘤的第六位;死亡 83.0 万例,居癌症病死率第三位。这一数字在中国则分别为新发 41.0 万例,居所有恶性肿瘤发病率第五位;死亡 39.1 万例,居癌症病死率第二位。

事实上,转移性肝癌较原发性肝癌更常见。2020 年全球常见肝转移癌依次为女性乳腺癌(226.1 万例,占比 11.7%)、肺癌(220.7 万例,占比 11.4%)和结直肠癌(188.1 万例,占比 10.0%)肝转移,主要致死肝转移癌为肺癌(179.6 万例,占比 18.0%)、结直肠癌(91.6 万例,占比 9.4%)和肝癌(83.0 万例,占比 8.3%)肝转移。肺癌和结直肠癌都会有相当比例的病例发生肝转移,肝转移是影响这些恶性肿瘤预后的主要因素之一。比如转移性肝癌常见的原发癌如结直肠癌,大约 50% 的结直肠癌患者会发生肝转移,仅结直肠癌肝转移(RLM)患者每年新增近百万例。如再加上其他癌症肝转移,这一数字相当惊人。所以重视转移性肝癌的治疗,改善其预后,是摆在我们面前迫切需要解决的重大临床问题。

一、转移性肝癌发病率

胃肠(消化道)癌、乳腺癌、肺癌、泌尿生殖道癌、黑色素瘤……几乎所有实体恶性肿瘤都可以转移到肝脏。在一项包括 3 827 例尸检的研究中,共检测出 41 种不同的原发癌具有相应的优先转移部位。在分析的所有原发性恶性肿瘤中,局部和区域淋巴结及肝脏是最常见的转移部位。这里选取最主要的两种消化道恶性肿瘤结直肠癌、胃癌来进一步说明肝转移发生率。

结直肠癌最多见的转移部位是肝脏,是结直肠癌治疗的重点和难点之一。在结直肠癌发展过程中,肝转移具有显著的"器官特异性",有 15%～25% 的结直肠癌患者在确诊时合并有肝转移,而另 15%～25% 的患者将在结直肠癌原发灶根治术后发生肝转移。

目前,未经治疗的肝转移患者的中位生存期仅为 6.9 个月,手术切除是结直肠癌肝转移有效且可能获得长期生存的唯一治疗方式。其中,绝大多数(80%～90%)的肝转移灶初始无法获得根治性切除。结直肠癌肝转移也是结直肠癌患者的主要死亡原因之一。研究显示,超过 50% 的患者会在初次手术后的 2 年内复发,其中最为常见的仍然是肝内复发。目前,可切除性结直肠癌肝转移经综合治疗＋手术切除后五年生存率接近接受根治手术的Ⅲ期结直肠癌患者。然而,在目前的可切除性评价标准下,仅有 10%～20% 的初诊即发生肝转移患者被判定为可切除;另一方面,即使在接受手术切除以后,2 年内有超过 60% 的患者会出现肝内复发或远处转移。但无论如何,对于结直肠癌肝转移,外科手术治疗是至关重要的环节。

肝脏是晚期胃癌常见的远处转移器官。胃癌肝转移的总体发生率为 9.9%～18.7%,其中同时性胃癌肝转移的比例约为73.3%,异时性胃癌肝转移的比例约为 26.7%。胃癌根治术后发生肝转移的中位间隔时间约为 14 个月,中位生存时间约为 11 个月,五年生存率<20%。经原发灶、转移灶根治性切除的胃癌肝转移患者五年存活率可提高至 23.8%。胃癌异质性强、病情进展快,胃癌肝转移预后差,临床诊疗具有挑战性。在严格筛选患者群体的前提下,切除原发灶和转移灶可将胃癌肝转移患者五年总体存活率提高至 20% 以上。

二、转移性肝癌的分子机制

目前一般仍认为癌症发生肝转移通常已是肿瘤进展的晚期,失去治疗意义,但事实上随着有效的化疗及靶向药物的出现、外科技术的进步、个性化治疗策略及围术期管理的完善,转移性肝癌的外科治疗越来越受到关注,能够使相当部分转移性肝癌的患者延长生存或者获得长期生存甚至根治。以结直肠癌肝转移举例,结直肠肝癌患者如能根治性切除结直肠肿瘤及肝转移癌,即使存在可控制肝外转移病灶,其五年生存率可高达 50%。比较中日 2010—2015 年肿瘤患者五年生存率,结直肠癌五年生存率中国为 56.9% 而日本为 76.5%,胃癌五年生存率中国为不到 50% 而日本为 74.9%。因此,与世界领先水平相比,我国尚有较大差距,其中主要原因在于我国患者发现肿瘤时病理分期就较晚,发生肝转移病例较多,所以对转移性肝癌病例选择开展有效的外科治疗将大大改善其预后。在实施转移性肝癌的外科治疗特别是手术切除时,必须考虑到肝转移病灶的技术可切除同时要兼顾功能可切除,特别要重视肿瘤学可切除,这必然涉及发生肝转移的分子机制。

转移是影响癌症预后的最主要障碍。由于原发瘤、分子机制、转移的远隔器官、侵袭性、治疗预后和个体化疗效不同,不同癌转移的表现多种多样。同时,癌转移的器官特异性要求我们针对不同的转移进行预测诊断及分析。具体到转移性肝癌,如何对不同肿瘤易发肝转移的机制进行探索从而指导肝转移的预测、预后的判断以及治疗的选择具有重要意义。

癌症侵袭转移级联反应包括调控“下游”细胞内和细胞外事件的多种分子途径。触发的级联反应导致肿瘤增长、肿瘤细胞脱离和进入人体循环。循环肿瘤细胞(circulating tumor cell,CTC)进入远隔器官的“适宜”环境,例如在被累及的肝脏中,通过微转移定植,然后发展为转移性肝癌。多种癌症肝转移的发生与血液中 CTC 的浓度呈正相关，CTC 的浓度是重要的预后因素。

休眠的肿瘤细胞可能会在潜伏期，持续存在数年后才进入活跃的转移进展阶段。原发性肿瘤细胞保留了影响继发性肿瘤生长的能力。从微转移到转移性肝癌的进展取决于肿瘤本身的生物学特性以及肿瘤与宿主之间的协同作用。CTC 中只有一小部分（约1%甚至更少）能够形成转移性肝癌。

CTC 与归巢器官微环境之间相互作用的质量是决定远处器官转移扩散的决定性因素。从这个角度来看，肝脏表现出一些特定器官的特性，使其易于进行 CTC 筑巢和转移性肝癌的发生。肝脏为许多肿瘤细胞提供了吸引、渗出和定居肝实质的机会。此外，转移细胞与宿主基质、器官特异性血管结构、细胞组成、血管生成和生长因子的分泌、细胞因子和代谢物的多方面相容性，在肝转移中都起着至关重要的作用。肝血管内皮是有窗孔的，缺乏有组织的基底膜，可能特别有助于肿瘤浸润细胞的有效筑巢。Src 原癌基因酪氨酸激酶信号转导升高可保护肿瘤细胞免于新环境中的细胞凋亡。癌细胞会释放巨噬细胞迁移抑制因子（macrophage-migration inhibitory factor，MIF），进而触发转化生长因子 β（transforming growth factor - β）产生，从而协同激活星状细胞并招募骨髓衍生细胞。这些机制共同促进了转移性肝癌的侵袭性。

总之，肝转移癌的发生和进展期主要阶段包括：肿瘤细胞停滞在血管中并可能导致肿瘤细胞死亡或外渗；宿主基质细胞被募集到无血管微转移中；内皮细胞被募集，并且肿瘤通过与微环境的相互作用而被血管化；肿瘤生长期导致临床上转移。肝脏独特的血管结构使继发性肿瘤能够通过各种与血管生成有关的机制获得充足的营养和氧气。转移性肝癌新生血管的形成是血管生成因子包括血管内皮生长因子、白介素-8、整合素等和抑制血管生成因子平衡调节的结果。这些因子共同构成了特定的生物标志物，在临床上可用于诊断和治疗。

三、转移性肝癌分层及预后判断

目前业界多基于液体活检技术与多参数来分析转移性肝癌，从而对其进行分层及预后判断。其中，近来发展最快的方法就是二代测序的方法。癌症是机体正常细胞由于基因突变和表观遗传修饰改变引起的，所以也被认为是一种基因疾病。不同的癌种以及不同的患者有着不同的突变和表观遗传修饰谱，从而增加了肿瘤的异质性和复杂性。基因检测在癌症诊疗过程中的作用越来越受到临床的关注。所谓基因检测，指采用测序的手段对基因位点进行检测。而高通量测序技术（high-throughput sequencing）又称"下一代"测序技术（next-generation sequencing，NGS），是一次并行对几十万到几百万条核酸分子进行序列测定。相比 Sanger 测序，NGS 不仅保持了高度的准确性和敏感性，而且大大降低了测序成本并极大提高了测序速度。因此，NGS 在医学领域尤其在肿瘤风险预估、辅助诊断、用药指导、辅助治疗和复发监测等场景中有着广泛应用。伴随基因测序技术的不断成熟，以及不同靶向药物、免疫检查点抑制剂在多个癌种中的获批，亦将为肝转移肿瘤患者的治疗策略选择带来新的机会。

消化道肿瘤中结直肠癌的肝转移发生率较高，*RAS* 基因突变与否是抗 EGFR 治疗有效性的重要生物学标志物，结直肠癌肝转移患者均进行 *KRAS* 和 *NRAS* 基因第 2、3、4 外显子的检测，对于 *RAS* 基因野生型患者可给予抗 EGFR 靶向治疗。但尽管如此，仍有半数 *RAS* 基因野生型患者对治疗无效。通过对 137 名 *KRAS* 野生型的结直肠癌患者肝转移灶的突变谱分析，研究者进一步发现 *ERBB2*、*EGFR*、*FGFR1*、*PDGFRA* 以及 *MAP2K1* 等基因突变可能是对 *EGFR* 单抗治疗原发性耐药的原因。Meta 分析结果显示，*PIK3CA* 20 号外显子突变是 *KRAS* 野生型转移性结直肠癌抗 EGFR 靶向治疗的潜在不良预后标志，且预测效力比 9 号外显子更强。因此提示，除 *KRAS* 基因外，*PIK3CA* 的检测有利于进一步富集抗 EGFR 靶向治疗获益人群。

越来越多的研究表明,基因检测不仅可以指导晚期转移性结直肠癌的系统治疗,还可以用于评估 CRLM 患者行肝切除术的预后。在经过肝切除术的患者中,*KRAS* 基因突变与患者 3 年无复发生存期(RFS)相关(HR 1.9,$P=0.01$),且 *KRAS* 基因突变的患者更容易出现脑、肺和骨转移。另一项研究结果也表明,携带 *KRAS* 突变的肝转移结直肠癌患者在肝切除术后的总生存期(HR 1.99,$P=0.007$)及无复发生存期(HR 1.68,$P=0.034$)均显著降低。此外,*RAS/RAF* 通路其他基因(*BRAF*、*NRAS* 等)和 *SMAD* 家族基因(*SMAD2*、*SMAD3*、*SMAD4* 等)的变异也是 CRLM 患者肝切除术后的有力预后因子。此外,基于 507 例 CRLM 患者基因检测也发现,*BRAF*、*RAS*、*TP53* 和 *SMAD4* 基因变异与患者 OS 相关,其中 *RAS*、*TP53* 和 *SMAD4* 基因变异与患者 RFS 相关,同时伴发两个基因变异的患者相比仅一个基因变异或均野生型的患者 OS 和 RFS 更短。以上研究均提示,对于 CRLM 患者而言,多基因平行检测更有助于患者预后的判断。

导致乳腺癌患者死亡的主要原因是肿瘤细胞的转移。乳腺癌转移灶通常携带与原发灶相同的驱动变异,由于肿瘤进化和药物压力,仍有部分基因与原发灶不同。基于 154 个乳腺癌转移灶和 101 个原发灶组织基因检测结果表明,肝转移灶中 *PIK3CA* 变异频率和 PI3K-AKT-mTOR 信号通路的活性更高,提示肝转移患者应用 mTOR 通路抑制剂的可行性。有人对 442 例转移性乳腺癌患者的转移灶进行前瞻性 WGS 分析发现,约 50% 的转移灶中存在临床用药相关变异,如同源重组修复缺陷(13%)、TMB 高(11%)和其他 FDA 已获批药物的敏感变异(24%)等。在乳腺癌中,通过靶向 NGS Panel 对 20 名转移性乳腺癌患者的突变分析显示,在大多数晚期乳腺癌患者中发现了潜在如 *TP53*、*PIK3CA*、*FGFR1*、*CCND1*、*PTEN*、*BRCA2* 等驱动突变,9 名进行相应靶向治疗的患者中有 7 位具有客观缓解,病情稳定超过 3 个月,该研究能够为 35% 的潜在患者提供临床获益。以上研究均为乳腺癌的个体化治疗提供了线索。

在非小细胞肺癌(NSCLC)患者中,约 35％的患者会出现肝转移且预后差。通过 543 名患者的回顾性分析,研究者探索了原发灶与多种转移灶中 *EGFR* 驱动基因突变与晚期转移、预后的相关性,发现携带 *EGFR* 21 号外显子突变亚型的患者较 19 号外显子缺失亚型更易发生肝转移(23％ vs. 7％,*P*<0.01;HR 3.47)。确诊时同时伴随肝转移与 NSCLC 患者 OS 短相关,但对于 *EGFR* 变异阳性的肝转移 NSCLC 而言,一线使用酪氨酸激酶抑制剂(TKI)治疗或可逆转其预后。另有研究发现,*EGFR* 变异 NSCLC 患者经 TKI 治疗后的 OS 与是否有肝转移无关,而与是否骨转移或脑转移有关。除 *EGFR* 基因 21 号外显子突变外,携带 *HER-2* 基因 20 外显子框内插入变异患者更容易出现肝转移。

肝脏是胃癌血行转移最常见的靶器官。胃癌肝转移的总体发生率为 9.9％～18.7％,其中同时性胃癌肝转移的比例为 73.3％,异时性胃癌肝转移的比例为 26.7％。基于曲妥珠单抗用于 HER-2 阳性晚期胃癌患者的 ToGA 研究开启了胃癌靶向治疗的新篇章,该研究发现有肝或肺转移的 HER-2 阳性的胃癌患者更能从曲妥珠联合化疗中获益。2020 年发于 *Lancet Oncology* 的一项研究证实,派姆单抗(pembrolizumab,也称 K 药),联合曲妥珠单抗和化疗一线药物治疗 HER-2 阳性的转移性晚期胃癌、胃-食管癌患者,mPFS 达 13.0 个月,mOS 达 27.3 个月,12 个月总生存率为 80％。Siraj 等发现,在胃癌中,受体酪氨酸激酶基因上的临床相关变异约占 20.6％,以 *ERBB2*、*FGFR2*、*MET* 基因扩增居多。一例 *MET* 扩增的晚期胃癌患者经克唑替尼治疗后,疾病控制长达 5 个月。一例携带 *PIK3CA*、*E545K* 变异的多发肝转移的胃癌患者,在一线、二线化疗失败后,采用依维莫司单药治疗,患者持续缓解时间超过 2 年,在依维莫司治疗进展后行化疗但迅速进展,再次尝试依维莫司患者疾病稳定长达 1 年。VIKTORY 研究是一项在晚期转移性胃癌中开展的篮子研究,研究旨在根据基因检测结果将患者按照分子变异特征进行分组,并给予相应的匹配治疗。

总体来看,生物标志物指导治疗组的 PFS 优于传统化疗组,分别为 5.7 个月 vs. 8 个月。由此可以看出,基于分子变异特征指导转移性胃癌能给患者带来新的治疗希望。

卵巢癌是女性常见的肿瘤之一,是妇科肿瘤中恶性程度最高的癌种,约 62% 的卵巢癌会发生腹膜、肝脏和淋巴结等部位转移。研究表明,与 BRCA 野生型患者相比,携带 BRCA1/2 胚系变异的卵巢癌或腹膜肿瘤患者发生内脏转移的可能性更大,因此建议内脏转移的卵巢癌患者进行 BRCA1/2 检测。

据报道,原发灶不明肿瘤(CUP)占所有恶性肿瘤的 2%～10%,常见的转移部位为肝、淋巴结、肺、骨和脑等。CUP 患者生存期短,多数患者总 OS 不足 1 年。在基因组时代,NGS 技术的应用和靶向治疗的进展为 CUP 的诊断提供了新思路,也为 CUP 患者带来了巨大的生存获益。VaRghese 等分析了 150 例经靶向 NGS 检测的 CUP 患者,发现最常见的突变基因为 TP53、KRAS、CDKN2A、KEAP1、SMARCA4 等基因。在这 150 例患者中,45 例(30%)患者存在潜在的可靶向基因突变,15 例(10%)患者接受了相应的靶向治疗,至治疗失败时间(TTF)从 1 个月到 14 个月不等。Ross 等对 200 例 CUP 患者分析发现,肝是最容易转移的部位,占 25%。通过 Foundation One Panel 检测,96%(192 例)CUP 患者至少携带 1 个基因组变异,在腺癌 CUP 中,RTK/RAS/MAPK 通路变异的频率高于非腺癌 CUP 亚组。一例 MET 扩增的 CUP 患者在用克唑替尼治疗后,临床完全缓解时间超过 3 年;另一例 ALK 融合的 CUP 患者在用克唑替尼治疗 5 个月后,患者症状完全消失。由此可以看出,NGS 可为 CUP 患者接受新型的个体化靶向治疗提供机会。

2019 年,荷兰学者在 Nature 杂志发表了目前为止最大规模的转移性实体瘤全基因组(WGS)的泛癌研究成果,分析结果显示,来自转移性肿瘤的特征性基因突变差异显著,这些特征性突变可以反映原发肿瘤的特征。同时,在转移性肿瘤中,全基因组重复发生频率较高(56%),这可能与染色体不稳定有关,在一定程度上增加癌细胞对化疗的耐药性。研究者还发现,62%的转移灶肿瘤样本中,至少有一个与用药有关的变异,这项研究充分体现了基因检测在肿瘤精准治疗中的重要作用。

目前,以基因变异为基础的"篮子试验"正在如火如荼地展开。以 MyPathway 研究为例,研究共招募了 251 例难治性转移性肿瘤,覆盖非小细胞肺癌、结直肠癌、胆道系统肿瘤、卵巢癌等 35 个癌种。对 230 例患者的原发灶或转移灶进行 FISH 或 NGS 分子检测,不论肿瘤类型仅根据测得的变异予以分组:① 携带 ERBB2 扩增或突变患者给予曲妥珠单抗联合帕妥珠单抗治疗;② 携带 EGFR 激活变异患者给予厄洛替尼治疗;③ 携带 BRAF 激活变异者给予维莫非尼治疗;④ 携带 SMO 激活变异或 PTCH－1 功能丧失性变异患者给予 Hedgehog 信号通路抑制剂维莫德吉治疗。随访发现,52 例(23%)患者客观缓解,其中 4 例完全缓解,48 例部分缓解,另有 26 例患者疾病稳定时间超过 120 d。因此,提示对难治性转移性肿瘤患者而言,跨适应证采用相应靶向治疗将成为一种重要的选择,同样基于转移灶的基因检测也助力为患者获益提供了一定的可行性。

综上所述,随着分子检测的深入探索,不同癌种原发灶的变异图谱日益明朗,而转移灶尤其肝转移灶的突变谱分析目前尚未被完全阐释。对转移灶组织进行基因检测,或将是肿瘤原发灶基因检测的一种补充,为全面寻找患者潜在的治疗靶点,深入解析肿瘤克隆进化与转移的机制,挖掘患者临床表现与预后相关的预测因子提供重要信息,从而使转移性肝癌实现个体化的精准治疗并改善其预后。

（王 鲁）

参考文献

[1] Sung H, Ferlay J, Siegel RL, et al. Global Cancer Statistics 2020: GLOBOCAN Estimates of Incidence and Mortality Worldwide for 36 Cancers in 185 Countries[J]. CA: a cancer journal for clinicians, 2021,

71(3)：209－249.

[2] French SW, Disibio G. Metastatic patterns of cancers：results from a large autopsy study[J]. Archives of Pathology & Laboratory Medicine, 2008，132(6)：931.

[3] 中国医师协会外科医师分会,中华医学会外科学分会胃肠外科组,中华医学会外科学分会结直肠外科学组,等.中国结直肠癌肝转移诊断和综合治疗指南(2020 版)[J].中国实用外科杂志,2021,41(1)：1－11.

[4] 中国研究型医院学会消化道肿瘤专业委员会,中国医师协会外科医师分会上消化道外科医师委员会,中国抗癌协会胃癌专业委员会,等.胃癌肝转移诊断与综合治疗中国专家共识(2019 版)[J].中国实用外科杂志,2019,39(5)：405－411.

[5] Zeng H, Chen W, Zheng R, et al. Changing cancer survival in China during 2003－15：a pooled analysis of 17 population-based cancer registries[J]. Lancet Glob Health, 2018, 6(5)：e555－e567.

[6] 日本国立癌症研究中心.全がん協加盟施設の生存率データの更新にあたって[EB/OL].(2023－01－05)[2023－08－13]. http：//www.zengankyo. ncc. go. jp/etc/seizonritsu/seizonritsu2012. html♯10.

[7] 中华人民共和国国家卫生健康委员会医政医管局.胃癌诊疗指南(2022年版)[J].中华消化外科杂志,2022,21(9)：1137－1164.

[8] Bertotti Andrea, Papp Eniko, Jones Siân, et al. The genomic landscape of response to EGFR blockade in colorectal cancer[J]. Nature, 2015, 526(7572)：263－267.

[9] Mao C, Yang ZY, Hu XF, Chen Q, et al. PIK3CA exon 20 mutations as a potential biomarker for resistance to anti-EGFR monoclonal antibodies in KRAS wild-type metastatic colorectal cancer：a systematic review and meta-analysis[J]. Ann Oncol, 2012, 23(6)：1518－1525.

[10] Brudvik KW, Kopetz SE, Li L, et al. Meta-analysis of KRAS mutations and survival after resection of colorectal liver metastases[J]. The British Journal of Surgery, 2015, 102(10)：1175－1183.

[11] Karagkounis G, Torbenson MS, Daniel HD, et al. Incidence and prognostic impact of KRAS and BRAF mutations in patients undergoing liver surgery for colorectal metastases[J]. Journal of Clinical Oncology, 2012, 30(15_suppl)：3616.

[12] Pierobon M, Ramos C, Wong S, et al. Enrichment of PI3K－AKT－mTOR pathway activation in hepatic metastases from breast cancer[J].

Clin Cancer Res, 2017, 23(16): 4919 - 4928.

[13] Angus L, Smid M, Wilting SM, et al. The genomic landscape of metastatic breast cancer highlights changes in mutation and signature frequencies[J]. Nature Genetics, 2019, 51(10): 1450 - 1458.

[14] Hsu Fred, De Caluwe b Alex, Anderson David, et al. EGFR mutation status on brain metastases from non-small cell lung cancer[J]. Lung Cancer, 2016, 96: 101 - 107.

[15] Bang YJ, Van CE, Feyereislova A, et al. Trastuzumab in combination with chemotherapy versus chemotherapy alone for treatment of HER2 - positive advanced gastric or gastro-oesophageal junction cancer (ToGA): a phase 3, open-label, randomised controlled trial [J]. Lancet, 2010, 376(9742): 687 - 697.

[16] Janjigian YY, Maron SB, Chatila WK, et al. First-line pembrolizumab and trastuzumab in HER2 - positive oesophageal, gastric, or gastro-oesophageal junction cancer: an open-label, single-arm, phase 2 trial [J]. The Lancet Oncology, 2020, 21(6): 821 - 831.

[17] Ali SM, Sanford EM, Klempner SJ, et al. Prospective comprehensive genomic profiling of advanced gastric carcinoma cases reveals frequent clinically relevant genomic alterations and new routes for targeted therapies[J]. Oncologist, 2015, 20(5): 499.

[18] Lee J, Kim ST, Kim K, et al. Tumor gnomic profiling guides patients with metastatic gastric cancer to targeted treatment: the viktory umbrella trial[J]. Cancer discovery, 2019, 9(10): 1388 - 1405.

[19] Varghese AM, Arora A, Capanu M, et al. Clinical and molecular characterization of patients with cancer of unknown primary in the modern era[J]. Ann Oncol, 2017, 28(12): 3015 - 3021.

[20] Ross JS, Wang K, Gay L, et al. Comprehensive genomic profiling of carcinoma of unknown primary site: new routes to targeted therapies [J]. Jama Oncol, 2015, 1(1): 40 - 49.

[21] Priestley P, Baber J, Lolkema MP, et al. Pan-cancer whole-genome analyses of metastatic solid tumours[J]. Nature, 2019, 575(D1): 210 - 216.

[22] Hainsworth JD, Meric-Bernstam F, Swanton C, et al. Targeted therapy for advanced solid tumors on the basis of molecular profiles: results from mypathway, an open-label, phase II a multiple basket study[J]. Journal of Clinical Oncology, 2018, 36(6): 536 - 542.

一、概述

结直肠癌是常见消化道恶性肿瘤之一。在全球恶性肿瘤发病率排行中,无论是女性或男性,结直肠癌均位于第三位。同样,在肿瘤相关死因中,男女性别中结直肠癌也均列第三位。在结直肠癌患者病程中,有 $18\%\sim83\%$ 的患者最终会发生肝转移,是结直肠癌患者晚期进展的常见表现和死亡的重要原因。结直肠癌同时性肝转移发生率为 $15\%\sim30\%$,其中约 77% 的患者为肝单发转移。男性患者相较女性患者更易发生同时性肝转移(15.9% vs. 12.8%)。肝转移的发生和原发肿瘤部位无明显关联,结肠癌和直肠癌肝转移的发生率分别为 13.9% 和 14.8%,无较大区别。与异时性肝转移相比,同时性肝转移往往有更差的生物学特性,如更多的转移病灶等。

一般地说,结直肠癌 5 年总复发率为 31.5%。发生远处转移的病例中,近半数为肝转移(43.5%),其后依次为腹膜转移(14.6%)、肺转移(10.2%)、骨转移(1.9%)、脑转移(1.7%)和其他部位转移(4.1%)。原发肿瘤分期与远处转移发生呈正相关,Ⅰ期患者 5 年累积转移风险为 6.4%,Ⅱ期为 21.4%,Ⅲ期为 48%,这意味着 T4 肿瘤相比 T1 肿瘤转移风险提高 6.1 倍。原发肿瘤分期和肝转移也显著相关,Ⅲ期肿瘤 5 年肝转移发生率为 30.4%,Ⅰ期则仅为 3.7%。而结直肠癌术后异时性肝转移的累积发生率,1 年为 4%～4.3%,3 年为 8.7%～12%,5 年为 16.5%。女性及 75 岁以上患者异时性肝转移发病率较低。异时性肝转移还与肿瘤大小等大体特征相关,原发灶直径>3 cm 有更高的肝转移发生率,浸润溃疡性和隆起溃疡性肿瘤病变也是肝转移高危因素。

二、分型与分期

结直肠癌肝转移通常按肝转移灶的数目和发生时间进行分型。按肝转移灶数目可分为单发转移和多发转移。按肝转移发现的时间可分为同时性肝转移和异时性肝转移。同时性肝转移(synchronous liver metastasis):结直肠癌确诊时发现或结直肠癌原发灶根治性切除术后 6 个月内发生的肝转移。异时性肝转移(metachronous liver metastasis):结直肠癌根治术 6 个月后发生的肝转移。明确结直肠癌肝转移临床分期有助于制定治疗方案和评估预后。目前有的分期方法包括 Gennari 分期法和日本分期法,但两种分期方法在目前临床中应用并不广泛。

三、治疗推荐

(一) 手术治疗

20 世纪 80 年代以前,肝转移灶的存在标志着原发肿瘤发展至晚期,以姑息治疗为主。而后随着诊断手段、外科技术以及抗肿瘤药物的不断发展,逐渐发现对部分患者施行肝切除治疗肝转移癌显示出良好的疗效。因此,20 世纪 90 年代以后肝切除术被视为唯一可能治愈结直肠癌肝转移的标准治疗方案。国内外大量研究表明,行转移灶切除的患者五年生存率为 16%～49%,而单纯化疗患者几乎达不到 5 年生存。美国 MD Anderson 肿瘤中心汇总自 1990—2006 年诊治的 2 470 例转移性结肠癌,从 1998 年来肝切除手术率稳步上升并维持在 20% 左右,肝切除术后 1 年生存率为 70%，五年生存率达到 55.2%，中位生存时间 65.3 个月，而同期未手术患者五年生存率仅为 19.5%，中位生存时间为 26.7 个月。从理论上说，对于局灶性生长的肝转移癌病灶，存在着完整切除病灶的可能性，并可能因此获得长期生存。因此，总生存率的改善得益于患者的合理选择、手术技术及更多辅助治疗的开展。

1. **手术适应证**　随着肝切除术安全性的提高和先进外科技术的引进，大量循证医学证据出现并将传统观点对肝切除实施限制逐一推翻。有关可切除性的概念在过去 30 多年里发生了很大变化。1986 年，Ekberg 认为结直肠癌肝转移行肝切除术必须满足 3 个条件：① ≤4 个肝转移灶；② 肿瘤切除边缘≥10 mm；③ 无肝外转移。而且既往研究认为肝转移灶直径＞5 cm 预后较差，同样不建议手术。然而随着根治性结肠癌肝转移患者的五年生存率提高到 58%，传统的手术适应证也得到了扩展。包括多发肝转移灶、切缘、肿瘤大小及肝外转移等问题均得到较为客观的认识和解决。目前，对肝转移灶的可切除标准均持开放态度。只要所有的肝转移病灶能够切除，保证切缘的阴性和残余肝的体积，肝外转移灶能够控制，便可行肝切除术，患者能够从中生存获益。

当然，除去肿瘤本身的可切除性外，肝转移手术适应证还不能忽视患者的一般状况和肝功能情况。首先需要排除严重的基础性疾病、严重的肺功能或心功能障碍，以降低手术风险。术前行肝切除术患者都要进行肝功能评估，虽然绝大多数结肠癌肝转移患者没有慢性肝病史，但术前经历奥沙利铂或伊立替康化疗可导致肝窦阻塞综合征、脂肪肝甚至门脉高压症等病变。虽然脂肪肝和脂肪性肝炎也经常发生在普通人群中，但化疗很可能加剧以上病情，它使得术后肝功能障碍的发生率增高而加大手术风险。通过全面了解患者化疗史、肝功能、血小板计数、Child-Pugh 评分和影像学表现，再结合要切除肝的体积，手术风险能够被有效评估。

2. **初始可切除肝转移**　初始可切除肝转移患者约占所有可切除肝转移癌患者的 15%～20%。对于初始可切除的异时性肝转移来说，研究焦点往往集中在如何通过围术期治疗提高这类患者的总体生存率,减少复发。而对于同时性肝转移来说,则存在诸多外科切除问题。争论最多的便是同时性肝转移手术时机,即进行原发病灶和肝转移灶同期切除还是分期切除。其中,同期切除具有显而易见的优势:一次性切除原发灶和肝转移灶,减少两次手术给患者带来的痛苦,缩短住院时间,不存在等待肝切除期间因肝转移进展或发生肝外转移而失去手术机会。同期切除的弊端在于手术创伤较大,手术并发症发生率和死亡率较高。诸多报道中同期切除患者的围术期死亡率为 7%～12%,其中若涉及肝大部切除,则围术期死亡率高达 24%。远远高于分期切除患者的围术期死亡率(2%)。值得注意的是,经历同期切除后发生死亡的患者往往是 65 岁以上的高龄患者,因此慎重选择患者是减少围术期死亡率的重要步骤。对于同期切除术后并发症发生率,普遍的报道集中在 30%～50%。笔者所在中心的同期切除并发症发生率略高于 30%,但大多为 Clavien-dindo 分级的Ⅰ～Ⅱ级,极少有Ⅲ～Ⅳ级并发症发生,无术后死亡发生。随着患者选择优化外科技术及围术期管理的进展,同期切除逐步展现出安全有效的近远期疗效。同期切除的另一个优势便是能够迅速启动辅助化疗,进一步带来生存获益。

临床实践中其实是否同期切除有更多左右因素。如是否右半结肠癌肝转移,解剖位置的邻近使手术的选择上更倾向于同期切除。而左半结肠及直肠的解剖位置与肝脏略有距离,则分期切除的可能性更高。另外,同期切除对于原发灶或转移灶两者其一手术较为简便的患者较为合适,若原发灶及转移灶均复杂最好行分期切除。此外,对原发灶合并穿孔、梗阻、出血等急症,全身情况差,不能达到根治性切除的患者,最好采用分期切除。

3. 初始不可切除肝转移 在诊断时即为不可切除的肝转移患者约占 80%。对于初始不可切除肝转移患者,首先通过转化性化疗使肿瘤降期达到切除的目的。在现代化疗药物普遍使用的情况下,不能切除的结肠癌肝转移患者中位生存期已经超过 20 个月。两种靶向药物西妥昔单抗及贝伐珠单抗在一线化疗中的联合应用使得中位生存时间超过 30 个月。一二线化疗的极高有效率使初始不可切除病灶转变为可切除成为可能。对初诊无法手术者,FOLFOX 方案可使 60％的患者肿瘤缩小,40％患者能够转化后接受手术。FOLFIRI 也具有接近的转化效率。目前 NCCN 指南推荐的一线化疗方案主要有 FOLFOX、CapeOX、FOLFIRI、5-FU/LV 或卡培他滨。联合靶向药物后转化效率能够得到近 20％的提升。对可耐受患者来说,由于高强度化疗方案更被推荐用于转化治疗中,单药方案目前临床并不常用,两药联合靶向是主流方案,而三药方案联合靶向近期逐渐获得推崇。FOLFOXIRI 方案反应率达到 66％,转化后切除率达到 15％,均较 FOLFIRI 方案明显升高,9.8 个月的无进展生存期以及 22.6 个月的总体生存期也提示疗效极好。由于三药方案化疗毒性明显增加,一般仅适于年轻、体力状况好的少部分患者。

若预定肝切除术后残余肝太小,两步肝切除策略获得推崇。预先阻断门静脉,使剩余肝代偿性增生,降低术后肝衰竭的风险,是转移灶初始不可切除问题获得单纯外科解决的有效方法。2000 年 Adam 等首先报道两步肝切除法,适用于肝脏两叶广泛转移,术后残余肝功能不足,既不能一次性彻底切除病灶,也不能联合射频消融的患者。该术式第一阶段是通过手术最大限度地去除欲保留半肝内的所有肿瘤,栓塞或结扎保留肝对侧的门静脉以促进保留肝的再生,术后以辅助化疗控制对侧残肝肿瘤的进展,等待肝脏再生和未来的残肝体积肥大。二次手术通常在一次术后 3～6 周进行,既满足残余肝充分代偿增生,也防止残余肿瘤进一步扩展。早期,约 77％的患者能够最终完成两阶段的治疗。失败的原因包括肿瘤进展、全身状态差、肝再生不足等。而完成的患者中位生存期为 37 个月,3 年生存率 60％,五年生存率 48％,相当接近单纯肝切除的疗效。笔者所在中心截至 2019 年 10 月有 60 余例肠癌肝转移患者接受 ALPPS 术,二期手术完成率 100％,以肠癌发现为起点,三年生存率在 86％左右。

4. 结肠癌合并肝内外转移的手术治疗　近年来对于结直肠

癌肝转移合并肝外转移灶也有了新的认识。这一情况在某些情况下也可以进行外科治疗。

首先是肺转移。肺是最常见肝外转移部位,发生率为 10%～25%。若不加以治疗,其中位生存时间不超过 10 个月,五年生存率仅为 5%。而这类患者若行手术治疗,术后中位无瘤生存时间达到 44 个月,五年生存率达 60%,甚至可取得 25% 的十年生存率。这提示对肝肺转移采取积极手术治疗预后良好。因此,目前指南推荐的治疗策略均是以肿瘤可切除性为导向。而对于肺以外的肝外转移也是同样的策略。有研究对比了同时根治性切除肝转移灶和肝外转移灶的患者与单纯肝转移患者的生存情况,发现肝转移和肝外转移灶均切除的患者中位生存时间为 24 个月,三年和五年总体生存率分别为 47% 和 26%,虽然低于单纯肝转移根治术后患者的 67% 和 49%,但依然获长期生存的机会。对于伴有肝外转移的结直肠癌肝转移患者,不同转移部位所致最终的生存时间也不同。如肝门部周围淋巴结,中位生存时间 25 个月,五年生存率 17%;腹膜,中位生存时间 25 个月,五年生存率 8%;多于 1 处的转移灶,中位生存时间 17 个月,五年生存率 7%。目前认为,肝外转移灶并非肝切除术禁忌证。

5. 肝转移术后复发 结直肠癌肝转移患者接受手术切除后,5 年内肝转移灶复发率接近 80%,其中超过 50% 的患者肝切除术后 2 年内出现转移灶复发。反复转移灶切除对于复发性肝转移是可行且有效的治疗方式。目前综合治疗和微创治疗技术的发展也为复发性的结直肠癌肝转移提供了治疗新选择,能够使复发性肝转移的治疗效果获得提高,甚至在二次手术切除中的临床获益要超过仅行单次手术切除者。转移灶术后复发特点为:相比初次转移灶,表现出略好的生物学特性,如局限于单叶、病灶单发、较小的肿瘤体积等。而在围术期方面,初次手术与二次手术的术后并发症发生率、术后住院时间等并无区别,R0 切除率也并无区别。但由于二次手术条件较初次手术复杂,如相对恶化的肝功能、更为脆弱的肝实质、严重的术区粘连、肝内及肝周结构的异常等,使手术时间延长并且术中失血量增多。复发率在初次肝切除之后为59.5%，而在第二次切除后为69.8%，两者并无显著差别。初次、二次和三次手术的无瘤生存时间分别为1.3年、1.1年和2.0年，也并未见差异。同样，长期生存分析显示，肝转移灶复发切除后的总体生存率与仅单次切除肝转移灶相比并无差异。术后并发症发生率和死亡率并不高于初次切除，而且可获得相同的术后生存率。我们提出达到以下6项标准，可以得到更高的长期生存：① 初次术后的无瘤时间＞1年；② 再次切除时转移灶为单个；③ 再次切除时转移灶局限于单叶；④ 再次切除时转移灶最大直径≤5 cm；⑤ 再次手术时无伴随的肝外转移灶；⑥ 能够R0切除。因此，符合前5项标准的患者适合多次手术治疗。而国内指南也认为在全身状况和肝脏条件允许的情况下，对于可切除的肝转移灶术后的复发病灶，可进行二次、三次甚至多次的肝转移灶切除。

(二) 介入治疗

1. **射频消融**(radiofrequency ablation，RFA)　这是目前在结直肠癌肝转移治疗中的外科手术替代或者补充的最常用手段，其可以在B超引导经皮穿刺、腹腔镜或直接开腹直视下进行，与手术相比，RFA有以下特点：消融后的肿瘤坏死组织可作为内源性肿瘤抗原，激活或增强机体抗肿瘤免疫应答反应；最大限度保持正常肝脏组织，对肝功能的影响较小；操作较简易，风险较小；可对同一病灶反复处理，患者易于接受。

(1) 适应证：① 可切除的肝转移灶，可作为辅助切除手段；② 化疗后完全或部分缓解的不可切除肝转移灶；③ 复发或进展的肝转移灶；④ 不愿或不适合接受外科手术。

(2) 禁忌证：① 凝血功能指标国际标准化比值(INR)＞1.5；② 血小板计数＜50×10⁹/L；③ 肝功能Child-Pugh C级或肿瘤呈弥漫性分布；④ 顽固性大量腹水。

(3) 术前评估：包括体力活动状态评价、肝功能检测、CEA检测以及增强胸腹部CT，而实施RFA应距离末次全身化疗2～

4周。

（4）疗效：在随访患者中，局部进展发生率为2.8%～37%，其中术后1～2年局部进展发生率为9%～29.6%，术后2～3年为7.1%～37%。而较大并发症发生率范围为4%～33%。一年、三年及五年中位总生存率分别为92.6%、44.7%和31.1%，中位总生存时间为33.2个月，一般范围为18～37个月。与外科手术一样，同时合并肝外转移的患者也可以从RFA治疗中获益。

2. 经导管肝动脉化疗栓塞（transcatheter arterial chemoembolization，TACE） TACE在结直肠癌肝转移中的地位并不如其在肝细胞肝癌中那样重要。因为肝细胞肝癌中TACE是对原发病灶的控制，对疾病的整体治疗意义大于对肝转移中单个转移靶向器官的控制，且全身治疗如化疗的效果在肝转移患者中较好，利用TACE局部控制肝内转移灶增大的意义略小。其作用机制在于TACE在肝动脉栓塞术基础上联合区域灌注化疗，使肝动脉栓塞术以及化疗药物发挥协同作用。TACE局部肿瘤缓解率高于全身化疗，且降低了化疗药物导致的全身副作用。另一方面阻断转移灶的血供来源，配合高浓度化疗药物持久地作用于肿瘤细胞，导致转移灶坏死。TACE常用化疗药物包括多柔比星、铂类及丝裂霉素C。

在不可切除肝转移患者DEBIRI TACE Ⅱ期临床试验中显示，82名受试者接受了185次DEBIRI TACE治疗（伊立替康剂量100～200 mg），术后CT扫描显示治疗过的转移灶有75%～100%的缩小，78%的受试者治疗后出现疾病缓解，90%的受试者生活质量得到提高。在一项TACE联合化疗药物的临床试验中，55名接受DEBIRI TACE的受试者（54名之前曾行全身化疗，包括FOLFOX 35名、FOLFIRI 15名，贝伐单抗37名，其他生物制剂9名），结果显示按照EASL（欧洲肝病协会）标准术后3个月与12个月的疾病控制率分别为89%和54%，按照RECIST标准上述指标分别为71%和40%，平均及中位无病生存期分别为207 d及197 d，中位总生存期为247 d，其中有7%的受试者肝转移灶降期而获得手术机会,另有 3％的受试者得到 RFA 治疗。

总之,TACE 是相对安全且微创的治疗选择,尤其在控制结直肠癌肝转移灶进展及提高患者生存期方面发挥了一定作用。同时,也有其他研究对 TACE 的作用存在不同观点,这就需要以多中心合作的方式开展前瞻性研究去进一步探讨。

(三) 全身化疗

结直肠癌肝转移明确诊断后给予最佳支持治疗,中位生存期仅为 6 个月,而化疗药物的应用可将其提高到 24 个月。结直肠癌肝转移患者肿瘤的不同特性以及接受化疗的不同阶段分为以下四类:① 诊断时肝转移灶可切除者;② 诊断时肝转移灶不可切除但经过转化性化疗后变为可切除;③ 化疗有效但仍不可切除者;④ 化疗无效且不可切除者。

前文已经提到,肝转移灶经过切除后五年生存率为 30％～50％,外科切除的地位初步奠定。但即使具有外科手术指征的患者,术后 5 年内仍有 70％～80％出现复发。因此,应当牢固树立的一个观点是:外科技术是结直肠癌肝转移治疗中的重要组成部分,但是外科学技术仅仅是为肿瘤学目标服务的。联合其他治疗方式制定合适的综合治疗方案才是提高患者总体生存的正确方式。其中,与全身化疗的密切配合显得至关重要。新辅助、转化、辅助、一线、二线、后线治疗,每一次化疗后的病灶变化都有可能是外科介入的最佳时机。

1. 初始可切除肝转移的新辅助化疗   研究发现,直肠癌肝转移的患者针对肝脏转移灶行外科切除之前进行新辅助化疗,可减小术前肿瘤体积及降低术前肝内微小转移的发生,可提高手术的根治性切除率及预后,它有以下潜在优势:① 增加可切除病例所占比例;② 减少所需切除的肝体积;③ 减灭不可见微小转移灶;④ 评估化疗方案的敏感性,判断肿瘤恶性程度。但新辅助化疗也有其缺点即部分患者在化疗期间病情进展而丧失手术机会。EPOC 研究(EORTC - 40983)奠定了新辅助化疗在治疗中的重要地位。New EPOC 研究则排除了靶向治疗在新辅助化疗中联合应用的意义。但是新辅助化疗的临床应用仍存在一定的争议。

2. 术后辅助化疗 同样出现争议的还有辅助化疗。其目的在于降低复发风险及延长患者生存时间。既往临床试验针对肝转移灶切除行 5-FU 为基础的化疗疗效进行过评估，均提示术后给予 5-FU 为基础的化疗可提高无病生存期。FFCD/ACHBTH/AURC 9002 试验显示，手术联合以 5-FU 为基础的化疗组五年无病生存率为 33.5%，高于单纯手术组的 26.7%。术后化疗可视为降低复发风险的独立因素。但在五年总生存率差异方面无统计学意义。而在 ENG 试验中则显示术后化疗组在无进展生存率及总生存率方面占有优势。在近期一项日本发起的临床研究中，提示 FOLFOX 方案辅助治疗仅能提高肝转移术后患者无进展生存，但总体生存却受到影响，显著缩短。目前由于术后应用 FOLFIRI 方案与 5-FU 为基础的化疗方案对预后并没有显示出 FOLFIRI 更优于 5-FU 且 5-FU/LV 较少单独用于结直肠癌肝转移患者的术后化疗，而多与奥沙利铂联合用药。因此，FOLFOX 方案在辅助治疗中对患者总体生存的不良影响可能在将来影响辅助治疗在结直肠癌肝转移切除术后的治疗地位。

3. 潜在可切除肝转移的转化性化疗 潜在性可切除其实是一个相对模糊的单纯外科学概念。既往研究显示不同的肝脏外科中心，对于潜在可切除的定义存在较大的不同。绝大多数的限制来自各个不同中心的不同手术水平。因此，潜在可切除病灶的定义需要进一步确定。目前被广泛接受的一些标准如下：转移灶涉及 5~6 个肝段；需要进行难度及风险较大的肝切除术（如肝中叶切除、扩大右半肝切除术、血管重建等）。转化化疗的方案首先选择客观缓解率较高的方案。其作用在多个既往研究中得到证实。在 1 104 名初始不可切除的肝转移患者中，在经过 10 个周期的转化性化疗后，有 12.5% 的患者得到手术切除机会，最终有 80% 的患者出现肿瘤复发，术后 5 年及 10 年总体生存率分别为 33% 及 23%，五年、十年生存率分别为 22% 及 17%。虽然术后复发率较高,但依然与平均复发率相当。总体生存率与无病生存率也仅略低于常规统计值。能达到 10 年生存的患者比例也与总体患者的结果相当。因此,患者从转化性化疗中的生存获益是明确的。因此,转化化疗的地位目前是极为明确的。

4. 不可切除肝转移的姑息化疗 欧洲肿瘤内科学会(ESMO)对于转移性结直肠癌最新的治疗指南提出,转移性结直肠癌的治疗方案是以治疗目标作为导向的。前述各条化疗,无论是新辅助还是转化等化疗均是经过评估后以追求患者的无瘤状态(NED)为导向的。而经过评估考虑患者最终无法达到 NED 状态,则是以姑息为导向,那么相对应的化疗即为姑息性化疗。其中,针对肝转移患者,若转移灶所处位置、转移灶数目或者本身疾病处于晚期阶段等因素而无法通过转化性化疗获得手术切除等局部治疗机会,那么接受化疗的目的在于使肿瘤缩小、稳定,以争取延长生存时间并提高生活质量。肝转移患者的标准化疗遵从转移性结直肠癌的常规治疗方案。基本上应用 5 - FU 单药(或氟胞嘧啶类药物)联合亚叶酸的姑息性化疗。既往随机试验表明基于 5 - FU/亚叶酸的化疗可使不可切除患者的中位生存期从 8 个月延长到 12 个月。随着 5 - FU 联合奥沙利铂的 FOLFOX 或 XELOX 方案以及联合伊立替康的 FOLFIRI 或 XELIRI 方案的应用,客观缓解率维持在 20%～50%,中位总生存时间维持在 12～20 个月。治疗顺序不论 FOLFOX 一线合并 FOLFIRI 二线,还是 FOLFIRI 一线合并 FOLFOX 为二线,在生存获益方面的结果是并无差异。为提高化疗效果及增加对各化疗药物有反应的患者所占比例,一个结合 5 - FU/LV、伊立替康和奥沙利铂的三药联合方案 FOLFOXIRI 被研发出来。对 FOLFOXIRI 作为一线方案与标准的 FOLFIRI 方案进行了评估,FOLFOXIRI 方案在客观缓解率、无进展生存期及总体生存期方案更有优势。但转移性结直肠癌虽然在一、二线治疗时具有较好的治疗效果,到了后线时治疗效果明显下降。虽然积极探索了较多的新型药物以及不同的已有药物组合,但有效率仍然较低,目前可以选取的药物有瑞戈非尼、呋喹替尼、TAS102或者选取雷替曲塞为主的联合方案,对于PD-1等免疫检查点抑制剂的应用也在探索中,虽然瑞戈非尼联合PD-1等方案提高了一定有效率,但价值依然有限。

随着化疗方案的不断改进,为结直肠癌肝转移患者获取更多的手术切除及生存获益的机会,按照循证医学证据制定合理的诊疗计划,也是提高结直肠癌肝转移综合诊疗水平的关键。

5. NGS在结直肠癌肝转移中的应用 消化道肿瘤中结直肠癌的肝转移发生率较高,治疗效果相对较好,故相关的研究也开展得较为丰富。RAS基因突变与否是抗$EGFR$治疗有效性的重要生物学标志物,因此《中国结直肠癌肝转移诊断和综合治理指南》推荐结直肠癌肝转移(CRLM)患者均进行$KRAS$和$NRAS$基因第2、3、4外显子的检测,对于RAS基因野生型患者可给予抗$EGFR$靶向治疗。但尽管如此,仍有半数RAS基因野生型患者对治疗无效。通过对137名$KRAS$野生型的结直肠癌患者肝转移灶的突变谱分析,研究者进一步发现$ERBB2$、$EGFR$、$FGFR1$、$PDGFRA$以及$MAP2K1$等基因突变可能是对$EGFR$单抗治疗原发性耐药的原因。Meta分析结果显示,$PIK3CA$ 20号外显子突变是$KRAS$野生型转移性结直肠癌抗$EGFR$靶向治疗的潜在不良预后标志,且预测效力比9号外显子更强。因此提示,除$KRAS$基因外,$PIK3CA$的检测有利于进一步富集抗$EGFR$靶向治疗获益人群。

越来越多的研究表明,基因检测不仅可以指导晚期转移性结直肠癌的系统治疗,还可以用于评估CRLM患者行肝切除术的预后。在经过肝切除术的患者中,$KRAS$基因突变与患者3年无复发生存期(RFS)相关(HR 1.9,$P=0.01$),且$KRAS$基因突变的患者更容易出现脑、肺和骨转移。另一项研究结果也表明,携带$KRAS$突变的肝转移结直肠癌患者在肝切除术后的总生存期(HR 1.99,$P=0.007$)及无复发生存期(HR 1.68,$P=0.034$)均显著降低。此外,RAS/RAF通路其他基因($BRAF$、$NRAS$等)和$SMAD$家族基因($SMAD2$、$SMAD3$、$SMAD4$等)的变异也是

CRLM 患者肝切除术后的有力预后因子。此外，基于 507 例 CRLM 患者基因检测也发现，*BRAF*、*RAS*、*TP53* 和 *SMAD4* 基因变异与患者 OS 相关，其中 *RAS*、*TP53* 和 *SMAD4* 基因变异与患者 RFS 相关，同时伴发两个基因变异的患者相比仅一个基因变异或均野生型的患者 OS 和 RFS 更短。以上研究均提示，对于 CRLM 患者而言，多基因平行检测更有助于患者预后的判断。

（赵一鸣　周嘉敏）

参考文献

［1］Siegel RL，Miller KD，Jemal A，et al. Cancer statistics，2020［J］. CA Cancer J Clin，2020，70(1)：7-30.

［2］Phelip JM，Grosclaude P，Launoy G，et al. Are there regional differences in the management of colon cancer in France? ［J］. European Journal of Cancer Prevention，2005，14(1)：31-37.

［3］Kune GA，Kune S，Field B，et al. Survival in patients with large-bowel cancer — a population-based investigation from the melbourne colorectal-cancer study［J］. Diseases of the Colon & Rectum，1990，33(11)：938-946.

［4］Manfredi S，Bouvier AM，Lepage C，et al. Incidence and patterns of recurrence after resection for cure of colonic cancer in a well defined population［J］. British Journal of Surgery，2006，93(9)：1115-1122.

［5］Leporrier J，Maurel J，Chiche L，et al. A population-based study of the incidence，management and prognosis of hepatic metastases from colorectal cancer［J］. British Journal of Surgery，2006，93(4)：465-474.

［6］Bengtsson G，Carlsson G，Hafström L，et al. Natural-history of patients with untreated liver metastases from colorectal-cancer［J］. American Journal of Surgery，1981，141(5)：586-589.

［7］Norstein J，Silen W. Natural history of liver metastases from colorectal carcinoma［J］. J Gastrointest Surg，1997，1(5)：398-407.

［8］Stangl R，Altendorf-Hofmann A，Charnley RM，et al. Factors influencing the natural history of colorectal liver metastases［J］. Lancet，1994，343(8910)：1405-1410.

[9] Wagner JS, Adson MA, Van Heerden JA, et al. The natural history of hepatic metastases from colorectal cancer. A comparison with resective treatment[J]. Ann Surg, 1984, 199(5): 502 - 508.

[10] Wood CB, Gillis CR, Blumgart LH. A retrospective study of the natural history of patients with liver metastases from colorectal cancer [J]. Clin Oncol, 1976. 2(3): 285 - 288.

[11] Rougier P, Milan C, Lazorthes F, et al. Prospective study of prognostic factors in patients with unresected hepatic metastases from colorectal cancer. Fondation Francaise de Cancerologie Digestive[J]. Br J Surg, 1995, 82(10): 1397 - 1400.

[12] Kopetz S, Chang GJ, Overman MJ, et al. Improved survival in metastatic colorectal cancer is associated with adoption of hepatic resection and improved chemotherapy[J]. Journal of Clinical Oncology, 2009, 27(22): 3677 - 3683.

[13] Gennari L, Doci R, Bozzetti F, et al. Proposal for a clinical classification of liver metastases[J]. Tumori, 1982, 68(5): 443 - 449.

[14] Tan MC, Butte JM, Gonen M, et al. Prognostic significance of early recurrence: a conditional survival analysis in patients with resected colorectal liver metastasis[J]. HPB (Oxford), 2013, 15(10): 803 - 813.

[15] Xu LH, Cai SJ, Cai GX, et al. Imaging diagnosis of colorectal liver metastases[J]. World J Gastroenterol, 2011, 17(42): 4654 - 4659.

[16] Floriani I, Torri V, Rulli E, et al. Performance of imaging modalities in diagnosis of liver metastases from colorectal cancer: a systematic review and meta-analysis[J]. J Magn Reson Imaging, 2010, 31(1): 19 - 31.

[17] Sahani D, Mehta A, Blake M, et al. Preoperative hepatic vascular evaluation with CT and MR angiography: implications for surgery[J]. Radiographics, 2004, 24(5): 1367 - 1380.

[18] Lubezky N, Metser U, Geva R, et al. The role and limitations of 18-fluoro-2-deoxy-D-glucose positron emission tomography (FDG - PET) scan and computerized tomography (CT) in restaging patients with hepatic colorectal metastases following neoadjuvant chemotherapy: comparison with operative and pathological findings[J]. J Gastrointest Surg, 2007, 11(4): 472 - 478.

[19] Hughes KS, Rosenstein RB, Songhorabodi S, et al. Resection of the liver for colorectal-carcinoma metastases — a multi-institutional study of long-term survivors[J]. Diseases of the Colon & Rectum, 1988, 31 (1): 1-4.

[20] Scheele J, Stang R, Altendorf-Hofmann A, et al. Resection of colorectal liver metastases[J]. World J Surg, 1995, 19(1): 59-71.

[21] Fong Y, Fortner J, Sun RL, et al. Clinical score for predicting recurrence after hepatic resection for metastatic colorectal cancer — Analysis of 1001 consecutive cases[J]. Ann Surg, 1999, 230(3): 309-318.

[22] Minagawa M, Makuuchi M, Torzilli G, et al. Extension of the frontiers of surgical indications in the treatment of liver metastases from colorectal cancer: long-term results[J]. Ann Surg, 2000, 231 (4): 487-499.

[23] Choti MA, Sitzmann JV, Tiburi MF, et al. Trends in long-term survival following liver resection for hepatic colorectal metastases[J]. Ann Surg, 2002, 235(6): 759-766.

[24] Abdalla EK, Vauthey JN, Ellis LM, et al. Recurrence and outcomes following hepatic resection, radiofrequency ablation, and combined resection/ablation for colorectal liver metastases[J]. Ann Surg, 2004, 239(6): 818-25; discussion 825-827.

[25] Pawlik TM, Scoggins CR, Zorzi D, et al. Effect of surgical margin status on survival and site of recurrence after hepatic resection for colorectal metastases[J]. Ann Surg, 2005, 241 (5): 715-722, discussion 722-724.

[26] Tanaka K, Shimada H, Ueda M, et al. Role of hepatectomy in treating multiple bilobar colorectal cancer metastases[J]. Surgery, 2008, 143 (2): 259-270.

[27] Ekberg H, Tranberg KG, Andersson R, et al. Determinants of survival in liver resection for colorectal secondaries[J]. Br J Surg, 1986, 73(9): 727-731.

[28] Malik HZ, Hamady ZZ, Adair R, et al. Prognostic influence of multiple hepatic metastases from colorectal cancer[J]. Ejso, 2007, 33 (4): 468-473.

[29] Imamura H, Seyama Y, Kokudo N, et al. Single and multiple

resections of multiple hepatic metastases of colorectal origin[J]. Surgery, 2004, 135(5): 508－517.

[30] Martí J, Modolo MM, Fuster J, et al. Prognostic factors and time-related changes influence results of colorectal liver metastases surgical treatment: a single-center analysis[J]. World J Gastroenterol, 2009, 15(21): 2587－2594.

[31] Tanaka K, Shimada H, Ueda M, et al. Role of hepatectomy in treating multiple bilobar colorectal cancer metastases[J]. Surgery, 2008, 143 (2): 259－270.

[32] Andreou A, Aloia TA, Brouquet A, et al. Margin status remains an important determinant of survival after surgical resection of colorectal liver metastases in the era of modern chemotherapy[J]. Ann Surg, 2013, 257(6): 1079－1088.

[33] Nordlinger B, Guiguet M, Vaillant JC, et al. Surgical resection of colorectal carcinoma metastases to the liver — A prognostic scoring system to improve case selection, based on 1568 patients[J]. Cancer, 1996, 77(7): 1254－1262.

[34] Elias D, Cavalcanti A, Sabourin JC, et al. Results of 136 curative hepatectomies with a safety margin of less than 10 mm for colorectal metastases[J]. Journal of Surgical Oncology, 1998, 69(2): 88－93.

[35] Adam R, Delvart V, Pascal G, et al. Rescue surgery for unresectable colorectal liver metastases downstaged by chemotherapy: a model to predict long-term survival[J]. Ann Surg, 2004, 240(4): 644－657; discussion 657－658.

[36] Hamady ZZ, Cameron IC, Wyatt J, et al. Resection margin in patients undergoing hepatectomy for colorectal liver metastasis: A critical appraisal of the 1 cm rule[J]. Ejso, 2006, 32(5): 557－563.

[37] Konopke R, Kersting S, Makowiec F, et al. Resection of colorectal liver metastases: Is a resection margin of 3 mm enough? [J]. World J Surg, 2008, 32(9): 2047－2056.

[38] Pawlik TM, Scoggins CR, Zorzi D, et al. Effect of surgical margin status on survival and site of recurrence after hepatic resection for colorectal metastases[J]. Ann Surg, 2005, 241(5): 715－724.

[39] Scheele J, Stang R, Altendorf-Hofmann A, et al. Resection of colorectal liver metastases[J]. World J Surg, 1995, 19(1): 59－71.

[40] Ambiru S, Miyazaki M, Isono T, et al. Hepatic resection for colorectal metastases — analysis of prognostic factors[J]. Diseases of the Colon & Rectum, 1999, 42(5): 632 - 639.

[41] Kokudo N, Miki Y, Sugai S, et al. Genetic and histological assessment of surgical margins in resected liver metastases from colorectal carcinoma — minimum surgical margins for successful resection[J]. Archives of Surgery, 2002, 137(7): 833 - 840.

[42] Wray CJ, Lowy AM, Mathews JB, et al. The significance and clinical factors associated with a subcentimeter resection of colorectal liver metastases[J]. Annals of Surgical Oncology, 2005, 12(5): 374 - 380.

[43] Bodingbauer M, Tamand DI, Schmid K. et al. Size of surgical margin does not influence recurrence rates after curative liver resection for colorectal cancer liver metastases[J]. Br J Surg, 2007, 94(9): 1133 - 1138.

[44] Martí J, Modolo MM, Fuster J, et al. Prognostic factors and time-related changes influence results of colorectal liver metastases surgical treatment: A single-center analysis [J]. World Journal of Gastroenterology, 2009, 15(21): 2587 - 2594.

[45] Minagawa M, Makuuchi M, Torzilli G, et al. Extension of the frontiers of surgical indications in the treatment of liver metastases from colorectal cancer — long-term results[J]. Ann Surg, 2000, 231(4): 487 - 499.

[46] Hamady ZZ, Malik HZ, Finch R, et al. Hepatic resection for colorectal metastasis: impact of tumour size[J]. Annals of Surgical Oncology, 2006, 13(11): 1493 - 1499.

[47] Oussoultzoglou E, Romain B, Panaro F, et al. Long-term survival after liver resection for colorectal liver metastases in patients with hepatic pedicle lymph nodes involvement in the era of new chemotherapy regimens[J]. Ann Surg, 2009, 249(6): 879 - 886.

[48] Jaeck D. The significance of hepatic pedicle lymph nodes metastases in surgical management of colorectal liver metastases and of other liver malignancies[J]. Annals of Surgical Oncology, 2003, 10(9): 1007 - 1011.

[49] Elias D, Sideris L, Pocard M, et al. Results of R0 resection for colorectal liver metastases associated with extrahepatic disease [J].

Annals of Surgical Oncology, 2004, 11(3): 274 - 280.

[50] Elias D, Liberale G, Vernerey D, et al. Hepatic and extrahepatic colorectal metastases: when resectable, their localization does not matter, but their total number has a prognostic effect[J]. Annals of Surgical Oncology, 2005, 12(11): 900 - 909.

[51] Vauthey JN, Chaoui A, Do KA, et al. Standardized measurement of the future liver remnant prior to extended liver resection: Methodology and clinical associations[J]. Surgery, 2000, 127(5): 512 - 519.

[52] Abdalla EK, Barnett CC, Doherty D, et al. Extended hepatectomy in patients with hepatobiliary malignancies with and without preoperative portal vein embolization[J]. Archives of Surgery, 2002, 137(6): 675 - 680.

[53] Adams RB, Haller DG, Roh MS. Improving resectability of hepatic colorectal metastases: expert consensus statement [J]. Annals of Surgical Oncology, 2006, 13(10): 1281 - 1283.

[54] Scheele J, Altendorf-Hofmann A. Resection of colorectal liver metastases Langenbecks[J]. Arch Surg, 1999, 384(4): 313 - 327.

[55] Aloia TA, Vauthey JN, Loyer EM, et al. Solitary colorectal liver metastasis: resection determines outcome[J]. Arch Surg, 2006, 141 (5): 460 - 466; discussion 466 - 467.

[56] Ercolani G, Grazi GL, Ravaioli M, et al. Liver resection for multiple colorectal metastases: influence of parenchymal involvement and total tumor volume, vs number or location, on long-term survival[J]. Arch Surg, 2002, 137(10): 1187 - 1192.

[57] Fernandez FG, Drebin JA, Linehan DC, et al. Five-year survival after resection of hepatic metastases from colorectal cancer in patients screened by positron emission tomography with F - 18 fluorodeoxyglucose (FDG - PET) [J]. Ann Surg, 2004, 240(3): 438 - 447; discussion 447 - 450.

[58] Jonas S, Thelen A, Benckert C, et al. Extended resections of liver metastases from colorectal cancer[J]. World J Surg, 2007, 31(3): 511 - 521.

[59] Malik HZ, Prasad KR, Halazun KJ, et al. Preoperative prognostic score for predicting survival after hepatic resection for colorectal liver metastases[J]. Ann Surg, 2007, 246(5): 806 - 814.

[60] Tomlinson JS, Jarnagin WR, DeMatteo RP, et al. Actual 10-year

survival after resection of colorectal liver metastases defines cure. Journal of Clinical Oncology[J], 2007, 25(29): 4575 - 4580.

[61] Rees M, Tekkis PP, Welsh FK, et al. Evaluation of long-term survival after hepatic resection for metastatic colorectal cancer: a multifactorial model of 929 patients[J]. Ann Surg, 2008, 247(1): 125 - 135.

[62] Viganò L, Ferrero A, Lo Tesoriere R, et al. Liver surgery for colorectal metastases: results after 10 years of follow-up. Long-term survivors, late recurrences, and prognostic role of morbidity [J]. Annals of Surgical Oncology, 2008, 15(9): 2458 - 2464.

[63] de Jong MC, Pulitano C, Ribero D, et al. Rates and patterns of recurrence following curative intent surgery for colorectal liver metastasis: an international multi-institutional analysis of 1669 patients [J]. Ann Surg, 2009, 250(3): 440 - 448.

[64] House MG, Ito H, Gönen M, et al. Survival after hepatic resection for metastatic colorectal cancer: trends in outcomes for 1, 600 patients during two decades at a single institution[J]. J Am Coll Surg, 2010, 210(5): 744 - 752, 752 - 755.

[65] Mullen JT, Ribero D, Reddy SK, et al. Hepatic insufficiency and mortality in 1, 059 noncirrhotic patients undergoing major hepatectomy [J]. J Am Coll Surg, 2007, 204(5): 854 - 862; discussion 862 - 864.

[66] Tranchart H, Chirica M, Faron M, et al. Prognostic impact of positive surgical margins after resection of colorectal cancer liver metastases: reappraisal in the era of modern chemotherapy[J]. World J Surg, 2013, 37(11): 2647 - 2654.

[67] Park JW, Chang HJ, Kim BC, et al. Clinical validity of tissue carcinoembryonic antigen expression as ancillary to serum carcinoembryonic antigen concentration in patients curatively resected for colorectal cancer[J]. Colorectal Dis, 2013, 15(9): e503 - 511.

[68] John SK, Robinson SM, Rehman S, et al. Prognostic factors and survival after resection of colorectal liver metastasis in the era of preoperative chemotherapy: an 11-year single-centre study[J]. Dig Surg, 2013, 30(4 - 6): 293 - 301.

[69] de Haas RJ, Wicherts DA, Flores E, et al. Tumor marker evolution: comparison with imaging for assessment of response to chemotherapy in patients with colorectal liver metastases [J]. Annals of Surgical

Oncology, 2010, 17(4): 1010 - 1023.

[70] Mann CD, Metcalfe MS, Leopardi LN, et al. The clinical risk score: emerging as a reliable preoperative prognostic index in hepatectomy for colorectal metastases[J]. Arch Surg, 2004, 139(11): 1168 - 1172.

[71] Fortner JG, Silva JS, Golbey RB, et al. Multivariate analysis of a personal series of 247 consecutive patients with liver metastases from colorectal cancer I treatment by hepatic resection[J]. Ann Surg, 1984, 199(3): 306 - 316.

[72] Smith DL, Soria JC, Morat L, et al. Human telomerase reverse transcriptase (hTERT) and Ki - 67 are better predictors of survival than established clinical indicators in patients undergoing curative hepatic resection for colorectal metastases [J]. Annals of Surgical Oncology, 2004, 11(1): 45 - 51.

[73] Adam R, Pascal G, Castaing D, et al. Tumor progression while on chemotherapy: a contraindication to liver resection for multiple colorectal metastases? [J] Ann Surg, 2004. 240 (6): 1052 - 1061; discussion 1061 - 1064.

[74] Smith MD, McCall JL. Systematic review of tumour number and outcome after radical treatment of colorectal liver metastases[J]. Br J Surg, 2009, 96(10): 1101 - 1113.

[75] Doci R, Gennari L, Bignami P, et al. One hundred patients with hepatic metastases from colorectal cancer treated by resection: analysis of prognostic determinants[J]. Br J Surg, 1991, 78(7): 797 - 801.

[76] Pawlik TM, Abdalla EK, Ellis LM, et al. Debunking dogma: surgery for four or more colorectal liver metastases is justified [J]. J Gastrointest Surg, 2006, 10(2): 240 - 248.

[77] Aldrighetti L, Castoldi R, Di Palo S, et al. Hepatic resection of metastasis of colorectal carcinoma: analysis of long-term prognostic factors of outcome[J]. Tumori, 2005, 4(3): S41.

[78] Hughes KS, Rosenstein RB, Songhorabodi S, et al. Resection of the liver for colorectal carcinoma metastases. A multi-institutional study of long-term survivors[J]. Diseases of the Colon & Rectum, 1988, 31 (1): 1 - 4.

[79] Fong Y, Cohen AM, Fortner JG, et al. Liver resection for colorectal metastases[J]. Journal of Clinical Oncology, 1997, 15(3): 938 - 946.

第三章 乳腺癌肝转移

一、概述

乳腺癌是全球最常见的女性恶性肿瘤,其每年新发病例约占所有女性恶性肿瘤新发病例的 1/4;同时,乳腺癌也是女性的头号肿瘤杀手,15％的女性癌症死因与乳腺癌有关。据估计 2018 年全球约有 210 万乳腺癌新发病例,并且有 60 万女性患者死于乳腺癌。20 世纪 80 年代到 90 年代末,乳腺癌在全球的发病率持续上升,2000 年之后发达国家的乳腺癌发病率持续下降,使 2012 年癌症调查在发达国家女性人群中乳腺癌发病人数降至第二位。但由于发展中国家的乳腺癌发病率的急速上升,在全球范围内乳腺癌仍然是女性发病和致死最多的恶性肿瘤。调查显示约 60％的新诊断乳腺癌患者为>50 岁的女性,而年轻人乳腺癌越来越多的现象也值得注意。转移约为 90％癌症死因的直接原因,是大多数恶性肿瘤患者不可避免的终末期状态。有 25％～40％的乳腺癌患者会发生同时性或异时性远处转移,而 5％的患者在初诊时已发生同时性转移(synchronous metastasis)。转移性乳腺癌的预后相对比较差,而未转移乳腺癌患者的五年总生存率据统计能够达到 99％。绝大多数乳腺癌死因是发生远处转移,通常转移性乳腺癌预后不良,整体五年生存率仅有 26％。

乳腺癌远处转移的主要部位依次为骨(55％)、胸膜或肺

（43％）、肝脏（36％）以及脑（18％）。乳腺癌跨胚层转移的现象比较明显：乳腺为外胚层来源器官，其前三易转移的器官却为中胚层来源的骨以及内胚层来源的肝和肺。在转移性乳腺癌中有2％～12％患者的转移灶仅发生于肝脏，半数以上的患者肝外转移合并肝转移。随着新的化疗方案的改良、抗激素受体（hormone receptor，HR）内分泌治疗药物的不断更新以及抗血管生成、抗人类表皮生长因子受体2（human epidermal growth factor receptor‐2，HER‐2）药物的出现及换代，转移性乳腺癌的预后较前有所改善，但仍不理想，其五年生存率仅有4％～12％。而在所有主要转移癌中，目前只有中枢神经系统脑转移的预后比肝脏转移更差，中位生存期仅仅为4个月。

当乳腺癌的TNM分期较高以及分化较差时患者预后较差，复发风险更高，肿瘤大小和淋巴结状态也能影响其预后：肿瘤＞5 cm或腋窝或内乳淋巴结阳性的患者更容易转移。他们还发现35岁以下的患者往往肿瘤有更具侵略性，其肿瘤分级更高并表现出更高的复发风险。各种组织学和分子学特征也表现出与预后和治疗的相关性。例如，三阴性乳腺癌（triple negative breast cancer，TNBC）［即雌激素受体（estrogen receptor，ER）、孕激素受体（progesterone receptor，PR）和HER‐2均阴性］是转移风险最高的一个类型，并且它们对激素治疗和曲妥珠单抗均没有反应。相反，已经发现ER^+/HER‐2/Ki67低表达的乳腺癌亚型的转移患者具有较长的中位总生存时间。

二、TNM分期及分子病理分型

（一）TNM分期（2017年AJCC第八版）

详见表3‐1。

表 3-1　乳腺癌肝转移 TNM 分期

1. T(原发肿瘤)

Tx：原发肿瘤无法确定(或者已经切除)

T0：原发肿瘤未查出

Tis：原位癌,导管原位癌(DCIS)＊

Tis(Paget)：不伴肿块的乳头 Paget 病

(注：＊伴肿块的按肿块大小进行分期)

T1-T3

　　T1mi：微小浸润癌,最大直径≤1 mm

　　T1a：1 mm<肿瘤最大直径≤5 mm

　　T1b：5 mm<肿瘤最大直径≤10 mm

　　T1c：10 mm<肿瘤最大直径≤20 mm

T2：20 mm<肿瘤最大直径≤50 mm

T3：50 mm<肿瘤最大直径

T4

　　T4a：侵犯胸壁

　　T4b：患侧乳房皮肤水肿(包括橘皮样变)、破溃或卫星状结节

　　T4c：T4a 和 T4b 共存

　　T4d：炎性乳腺癌[不论肿瘤大小,直接侵犯胸壁或皮肤(胸壁包括肋骨、肋间肌、前锯肌,但不包括胸肌)、肉眼可见与原发肿瘤不相连的皮肤卫星结节定义为 T4b。无表皮溃疡及皮肤水肿(临床表现橘皮征),仅在镜检发现皮肤或真皮肿瘤卫星结节,不能定义为 T4b,这类肿瘤根据大小进行 T 分期]

　　注：小叶原位癌(LCIS)是一种良性实体,在 AJCC 癌症分期手册第八版中从 TNM 分期中删除

（续表）

2. N(区域淋巴结)

Nx：区域淋巴结无法分析(或已切除)

N0：区域淋巴结无转移

N1：同侧腋窝淋巴结转移,可活动

N1mi：微小转移灶,$0.2\,mm < 转移灶 \leqslant 2.0\,mm$

N2

N2a：同侧转移性淋巴结相互融合,或与其他组织固定

N2b：临床无明显证据显示腋窝淋巴结转移,但有临床明显的内乳淋巴结转移

N3

N3a：同侧锁骨下淋巴结转移

N3b：腋窝淋巴结转移并内乳淋巴结转移

N3c：同侧锁骨上淋巴结转移

pN

pNx：区域淋巴结无法分析

pN0：组织学无区域淋巴结转移,未对孤立肿瘤细胞另行检查

pN0(i−)：组织学无区域淋巴结转移,免疫组化阴性

pN0(i+)：组织学无区域淋巴结转移,免疫组化阳性,肿瘤灶 $\leqslant 2.0\,mm$

pN0(mo−)：组织学无区域淋巴结转移,组织检测(RT−PCR)阴性

pN0(mo+)：组织学无区域淋巴结转移,组织检测(RT−PCR)阳性

pN1

pN1 mi：存在微转移,$0.2\,mm < 最大径 \leqslant 2.0\,mm$

（续表）

pN1：同侧 1～3 个腋窝淋巴结转移；或内乳前哨淋巴结镜下转移，临床不明显

pN1a：同侧 1～3 个腋窝淋巴结转移

pN1b：内乳前哨淋巴结镜下转移，临床不明显

pN1c：同侧 1～3 个腋窝淋巴结转移；并内乳前哨淋巴结镜下转移，临床不明显

pN2

pN2a：4～9 个腋窝淋巴结转移，至少一个肿瘤灶>2.0 mm

pN2b：临床明显的内乳淋巴结转移而腋窝淋巴结无转移

pN3

pN3a：10 个或以上淋巴结转移（至少一个肿瘤灶直径>2.0 mm）或锁骨下淋巴结转移

pN3b：3 个以上腋窝淋巴结转移伴临床阴性的前哨淋巴结镜下活检内乳淋巴结转移

pN3c：同侧锁骨上淋巴结转移

3. M(远处转移)

M0：无远处转移的临床或影像学证据

cM0(i+)：无转移的症状和体征，也没有转移的临床或影像学证据，但通过分子检测和镜检，在循环血、骨髓或非区域淋巴结发现≤2.0 mm 的病灶

M1：经典临床或影像学能发现的远处转移灶；或者组织学证实>2.0 mm 的病灶

4. 解剖学分期	分级
0 期	Tis,N0,M0
ⅠA 期	T1,N0,M0

（续表）

ⅠB 期	T0,N1mi,M0 T1,N1mi,M0
ⅡA 期	T0,N1,M0 T1,N1,M0 T2,N0,M0
ⅡB 期	T2,N1,M0 T3,N0,M0
ⅢA 期	T0,N2,M0 T1,N2,M0 T2,N2,M0 T3,N1－N2,M0
ⅢB 期	T4,N0,M0 T4,N1,M0 T4,N2,M0
ⅢC 期	任何 T,N3,M0
Ⅳ 期	任何 T,任何 N,M1

（二）乳腺癌临床上最常用到分型为分子分型

详见表 3－2。

表 3－2　2021 年 St Gallen 共识中乳腺癌亚型的定义和治疗策略

亚　型	定　　义	治疗类型	注　　释
Luminal A 型	ER 和 PR 阳性 HER－2 阴性 Ki67 低表达（<14%）	单纯内分泌 治疗	Ki67 染色的质量控制非常重要；几乎不需要化疗,但要结合淋巴结状态及其他危险因素综合制定治疗策略

（续表）

亚 型	定 义	治疗类型	注 释
Luminal B型	Luminal B(HER-2阴性) ER阳性 HER-2阴性 且至少具备以下条件之一： Ki67高表达(≥14%) PR阴性或低表达	内分泌治疗±细胞毒治疗	多基因序列分析显示，高增殖基因多可预测患者预后较差；如果不能进行可靠的Ki67评估，可考虑其他替代指标，如分级；这些替代性指标也可用于区分Luminal A型和Luminal B(HER-2阴性)型，而对后者是否选用化疗及选择具体化疗方案，可能取决于内分泌受体表达水平、危险度和患者意愿
	Luminal B(HER-2阳性) ER阳性 HER-2过表达或扩增 Ki67任何水平 任何PR	细胞毒治疗＋内分泌治疗＋抗HER-2治疗	对Luminal B(HER-2阳性)型，目前无证据显示可去除细胞毒治疗
HER-2过表达型	HER-2阳性(非Luminal) ER和PR阴性 HER-2过表达或扩增	细胞毒治疗＋抗HER-2治疗	对非常低危(pT1a和淋巴结阴性)的患者可不考虑加用全身辅助治疗
基底样型	三阴性(导管型) ER和PR阴性 HER-2阴性	细胞毒治疗	"三阴性"和"基底样"有近80%的重合，前者还包括一些特殊组织学类型，如低危(典型)髓样癌和腺样囊性癌；基底角蛋白染色有助于判定真正的基底样型肿瘤

三、诊断方法

乳腺癌肝转移早期病灶隐匿,可以不表现任何临床症状。而随着病情进展,当患者出现发热、乏力、纳差、腹胀、体重下降和肝功能受损等表现时,提示肝转移病灶已较严重。当出现腹腔积液、黄疸、肝脏肿大等临床症状和体征时已属晚期,常难以控制。因此,对于诊断明确的乳腺癌及综合治疗后的随访期应常规检查肝脏,以便能在出现肝转移的较早阶段确诊,这也是能够进行外科干预的最佳时期。

(一) 常用指标

乳腺癌的诊断主要依靠影像学以及穿刺病理,而常用的肿瘤指标对术后复发也有很大的价值,乳腺癌常用的肿瘤指标如下。

1. *血清癌抗原 15 - 3(CA15 - 3)*　在乳腺癌早期诊断中,CA15 - 3 可作为一种乳腺良恶性病变鉴别、乳腺癌确诊的有效辅助检查。CA15 - 3 是目前监测术后乳腺癌复发转移较为理想的血清肿瘤标志物。若术前异常增高的 CA15 - 3 水平术后明显下降,则表明此标志物能比较准确地反映该患者的病情变化。CA15 - 3 可用于指导临床治疗,如患者 CA15 - 3 水平持续升高,则应全面检查复发和转移。

2. *癌胚抗原(CEA)*　CEA 是一种胚胎性抗原,存在于 3～6 个月的正常胎儿消化道内皮细胞中,在胚胎后期和胎儿出生后,CEA 逐渐消失,而患癌后重新出现,是预示和监测肿瘤复发和转移的重要指标。CEA 常常和 CA15 - 3 联检用于乳腺癌的术后监测。当 CA15 - 3 和 CEA 的值同时持续升高并且保持阳性水平,就应当考虑乳腺癌有转移、复发的可能。

3. *血清癌抗原 125(CA125)*　CA125 是一种卵巢相关抗原,可见于卵巢上皮癌、子宫内膜癌、乳腺癌等恶性肿瘤中。尽管在对乳腺癌的诊断敏感度不如卵巢癌,但同时与其他肿瘤标志物联合测定,能提高对乳腺癌的诊断准确率。

4. 血清癌抗原 19-9(CA19-9) CA19-9 在胰腺癌、结肠癌等消化系统恶性肿瘤和乳腺癌中均出现异常升高。常常与其他肿瘤标志物联合测定,应用于对乳腺癌的诊断中。

(二) 影像学检查

肿瘤指标与影像学检查是互相补充的,目前肝脏转移癌各种影像学检查方法的目的在于早期诊断,包括肝脏超声、CT 及 MRI 等。

1. 超声检查 这是最简便易行的检测手段之一,肝脏转移灶一般表现为低回声结节。乳腺癌术后患者出现脂肪肝的比例较高,在脂肪肝背景下的肝转移,典型者为圆形,呈不均质低回声,边界清楚,肿物与脂肪肝之间的回声差异较明显,常无低回声晕环,多发则表现为筛网征。无脂肪肝背景下的肝转移典型声像图常表现为牛眼样结构。转移性肝癌应与小血管瘤局灶性脂肪增生和多发性肝脓肿等鉴别,在超声引导下细针穿刺能够确诊。术中超声能发现小的病变,故手术时可常规使用。

2. CT 具有较高的分辨率,能显示病变的形态、范围、结构及密度等改变。输注造影剂时或输注后即刻行动态扫描,可分辨出血管瘤和血运相对较少的转移性病变,再加上肝脏薄层 CT 扫描,可发现更小的肝脏转移瘤。肝动脉造影行肝脏扫描时于肝动脉注入造影剂,血运丰富的病变显示非常清楚。门静脉造影 CT 扫描(即肠系膜上动脉注入造影剂经门静脉回流),可使肝脏实质明显强化,能够发现直径<1 cm 的病变,提高了敏感性。

3. MRI 正常肝组织和转移灶组织的差异以及正常解剖结构和病变结构的差异,使得 MRI 具有较高的分辨率。MRI 可用来评价肝脏病变并帮助鉴别良性、恶性肿块。MRI 在分辨肝脏原发及转移性肿瘤中比 CT 有更高的分辨率。钆塞酸二钠(普美显)是一种肝细胞特异性摄取的 MRI 造影剂,可以使磁共振成像达到分子水平,能够反映病变内肝细胞的异型性和功能。普美显是通过静脉注射,吸收率高,因此可以及时发现病灶尤其是<1 cm 的病灶,同时也有助于对病灶进行良恶性的区分。因此,普美显 MRI 造影有助于乳腺癌肝转移的早期发现。

4. PET-CT 对于早期难以鉴别的病例,可行 PET-CT 检查。代谢显像是早期诊断转移性肿瘤的灵敏方法之一。对于乳腺癌常规复查肿瘤指标升高患者或疑似转移的患者可行 PET-CT,不但能够评估肝脏转移情况,也能评估全身其他器官的转移以及原发灶的情况。

四、治疗推荐

(一) 全身治疗

Ⅳ期乳腺癌的全身治疗可以延长生存期并提高生活质量,但不能治愈。因此,首选副作用小的疗法。NCCN 指南 2020 v4 版的推荐治疗措施如下。

1. HR 阳性、HER-2 阴性乳腺癌 首选一线治疗药物为芳香化酶抑制剂联合 CDK4/6 抑制剂。在接受卵巢切除或 LHRH 激动剂抑制卵巢功能的绝经前或已绝经女性中,已证实芳香化酶抑制剂(AI)联合 CDK4/6 抑制剂(palbociclib、ribociclib、abemaciclib)可以改善 PFS。

HR 阳性、HER-2 阴性乳腺癌的二线及后续治疗的首选方案为含氟维司群方案。由于在Ⅲ期试验(PALOMA-3)中与氟维司群单药治疗相比,PFS 有所改善,因此氟维司群联合 CDK4/6 抑制剂可用于既往接受 AI 联合或不联合一种既往化疗方案治疗期间发生疾病进展的患者。芳香化酶抑制剂单药治疗可作为后续治疗选择。三种 AI(阿那曲唑、来曲唑和依西美坦)在二线治疗中显示了相似的疗效。

2. HR 阴性、HER-2 阳性乳腺癌 治疗方法为 HER-2 靶向治疗联合全身化疗。帕妥珠单抗+曲妥珠单抗联合紫杉烷为

HER-2阳性转移性乳腺癌患者一线治疗的首选方案。联合多西他赛为NCCN 1类推荐,联合紫杉醇是NCCN 2A类推荐。对不适合首选治疗的患者考虑将Ado-曲妥珠单抗(T-DM1)作为一线治疗药物。多项试验证实,对于接受曲妥珠单抗治疗后疾病进展,继续曲妥珠单抗治疗患者仍能获益。所以对于一线含曲妥珠单抗治疗后疾病进展的患者,仍建议继续HER-2阻断。

3. HR阴性、HER-2阳性乳腺癌 可以选择接受HER-2靶向治疗为治疗计划的一部分。包括HER-2靶向治疗加化疗或内分泌治疗单独或联合HER-2靶向治疗。与HER-2靶向治疗联合相比,内分泌治疗单独或联合HER-2靶向治疗是一种毒性较小的方案。另外,接受HER-2靶向治疗和内分泌治疗的绝经前女性应接受卵巢抑制。

4. 三阴性乳腺癌 铂类药物(顺铂和卡铂)是该类患者首选治疗选择。而Ⅲ期TNT试验表明在不经选择的人群中,卡铂活性并不高于多西他赛。另外,PD-L1抑制剂atezolizumab加白蛋白结合紫杉醇也被纳入作为晚期三阴性乳腺癌患者的首选方案。

目前尚未发现联合化疗优于序贯单药治疗。首选单药中,包括紫杉烷类(紫杉醇)、蒽环类(多柔比星和多柔比星脂质体)、抗代谢物(卡培他滨和吉西他滨)、微管抑制剂(艾日布林和长春瑞滨)以及用于三阴性和生殖系*BRAC1/2*突变患者的铂类药物。其他推荐的单药治疗中,紫杉烷类(多西他赛、白蛋白结合紫杉醇)、蒽环类(表柔比星)和伊沙匹隆作为其他推荐方案。而贝伐单抗联合紫杉醇为仅在特定情况下的选择。

(二) 乳腺癌肝转移的局部治疗

由于乳腺癌肝转移全身治疗的效果欠佳,临床医生探索各种外科治疗或联合治疗措施。其中,对于无其他部位转移而肝转移病灶较局限者,外科治疗可能取得更好的预后效果。而对于因各种原因不能手术或不便手术的患者,与外科技术相关各种介入治疗亦进行了积极的探索和尝试。

1. **手术治疗**　因为缺少随机对照试验（randomized controlled trial，RCT）的支持，现有的权威指南中几乎均不推荐手术。目前只有 ESO‐ESMO 指南指出，PS 评分高、肝脏累及局限、无肝外转移病灶以及充分的全身系统治疗后疾病已得到控制的 BCLM 患者，可以考虑肝切除术治疗。

近年来不同的中心相继进行了各自的回顾性研究，大部分研究认为，对经过筛选的 BCLM 患者进行肝切除术能够明显延长其总生存（overall survival，OS）。大部分手术的平均随访时间为 24～72 个月，报告中位生存期为 25～70 个月，五年生存率为 20%～60%。相比之下，BCLM 患者如果不接受积极治疗，OS 只有短短数月。全身化疗、内分泌、靶向治疗等系统治疗能够将 OS 延长至 8～27 个月，其 5 年 OS 为 8%～12%，但罕有能够长期生存的患者。而 BCLM 患者手术治疗后的中位生存期为 25～70 个月，五年生存率为 20%～60%。一项多中心回顾性研究报道了 1983 年到 2004 年 41 个中心的 454 例经过手术治疗的 BCLM 患者的统计分析，显示手术治疗后患者的五年和十年生存率分别为 41% 和 22%，其中位生存时间为 45 个月。目前已报道的 BCLM 患者肝转移手术术后最长的无病生存期（disease-free survival，DFS）和 OS 分别为 144 个月和 240 个月。

通过搜索现有回顾性文献报道，我们认为如果采用下列标准选择的 BCLM 手术患者能够取得较好的预后：① 确诊乳腺癌时间和确诊肝转移时间间隔＞2 年；② BCLM 肝转移灶最大直径＜3 cm，转移灶为单个；③ 存在肝外转移灶（extrahepatic metastases，EHM）但全身系统治疗后 EHM 稳定或缓解；④ 肝脏手术为根治性切除。

值得注意的是，手术治疗在整个 BCLM 患者中选择比例很低，一方面是因为乳腺癌肝转移仍可以通过系统治疗改善其预后，另一方面是因为没有比较明确的手术适应证，难以在众多的乳腺癌肝转移中选取能够从术中获益的人群。晚期乳腺癌肝转移应该由具有足够专业知识的多学科团队进行诊断和共同制定治疗方案。为了确保 BCLM 患者能够从手术中受益,其选择必须经过肿瘤学家和外科医生之间的全面分析。虽然缺乏高水平的证据,但结合全身治疗和根治性手术可以实现令人满意的长期生存和持续缓解。目前的报道多为单中心小样本量回顾性研究,以临床疗效观察和手术方式改良的探索等经验总结为主,且手术并发症发生率相差较大。随着回顾性研究数量的增多、包含的患者数目增加、更多的关于乳腺癌肝转移手术治疗数据的收集,以及前瞻性的 RCT 的开展,对于乳腺癌肝转移手术适应证的掌握会更加全面,使得乳腺癌肝转移患者能够得到更大的获益。

2. 射频/微波消融 随着技术的革新,外科手术的替代治疗层出不穷,研究者报道了一些消融治疗[射频消融(radiofrequency ablation,RFA)和微波消融(microwave ablation,MWA)]在治疗 BCLM 中的作用。类似的,也有关于消融治疗 EHM 的报道。由于 RFA 与手术切除相结合的数据很少,所以比较难评估消融的术后并发症以及消融对于 BCLM 的效果。Tasci 等比较了腹腔镜 RFA(无联合肝肿瘤切除)与全身性治疗的效果,他们发现,RFA 治疗没有严重的并发症,而且只有 RFA 组才能长期生存(RFA 后的 OS:47 个月;药物治疗组 9 个月,$P=0.0001$)。值得注意的是,用 RFA 处理的肿瘤中位数的大小是 3 cm(最大 10 cm),与文献中报道的用 RFA 治疗 CRLM 或肝细胞癌的数据相比直径较大。BCLM 患者行肝脏肿瘤 RFA 治疗后的肿瘤坏死率超过 90%,与在文献中观察到 CRLM 或肝细胞癌的坏死率相当。Meloni 等报道了他们更多数量的 RFA 治疗 BCLM 的经验($n=52$),结果显示五年生存率为 27%,并发现在肿瘤最大径>2.5 cm 的情况下,OS 通常会较短。Vogl 等和 Tasci 等统计了 BCLM 患者经 RFA 之后的预后,发现 OS 为 10~60 个月,五年生存率为 27%~30%。RFA 与手术进行比较的难度比较大,因为 RFA 通常应用于单一孤立的小病变,而手术切除可以用以解决有进展期的病变,其基线难以统一。关于 MWA 治疗 BCLM 只有很少的报道,但是数据显示 MWA 术后 OS 似乎与 RFA 术后的 OS 相当,复发率更低,约为 10%。因为术前评估与术中之间的一致性较差,所以对于经皮消融的作用暂且保留意见,有待前瞻性研究才能将手术与 RFA 和 MWA 效果进行比较从而确定它们的具体价值。由于术前对肿瘤大小可能低估,经皮 RFA 的肿瘤学价值可能低于手术切除。

3. 选择性内照射(selective internal radiation therapy,SIRT) 自从 2005 年第一批关于乳腺癌肝转移行 SIRT 治疗的研究发表以来,已有许多研究者报道他们使用这种技术的经验。目前两大关于 SIRT 的研究分别为 Cianni 等($n=77$)和 Gordon 等($n=75$),SIRT 对于很多肿瘤的作用仍需进一步研究,并且目前没有指南推荐其参与 BCLM 的治疗。

4. 立体定向放射治疗(stereotactic body radiation therapy,SBRT) SBRT 是一种采用大剂量、少照射次数(1～6 次)治疗颅外肿瘤的放疗技术。SBRT 能够精确定位肿瘤,给肿瘤病灶高剂量照射,同时尽量降低周围重要正常组织的照射剂量。SBRT 是一种局部治疗手段,但 SBRT 比手术侵袭性小,可用于无法耐受手术治疗或当肿瘤位于某些特殊部位无法行手术治疗的患者。

根据目前所知,SIRT 和 SBRT 不应该被认为是 BCLM 手术切除的等效替代方案,而应该被认为是在研究目的下实施姑息治疗的方案。

5. NGS 在乳腺癌中的价值 导致乳腺癌患者死亡的主要原因是肿瘤细胞的转移,乳腺癌转移灶通常携带与原发灶相同的驱动变异,由于肿瘤进化和药物压力,仍有部分基因与原发灶不同。基于 154 个乳腺癌转移灶和 101 个原发灶组织基因检测结果表明,肝转移灶中 PIK3CA 变异频率和 PI3K－AKT－mTOR 信号通路的活性更高,提示肝转移患者应用 mTOR 通路抑制剂的可行性。有专家对 442 例乳腺癌患者的肝转移灶进行前瞻性 WGS 分析发现,约 50%的转移灶中存在临床用药相关变异,如同源重组修复缺陷(13%)、TMB 高(11%)和其他 FDA 已获批药物的敏感变异(24%)等。在乳腺癌中,通过靶向 NGS Panel 对 20 名乳腺癌肝转移患者的突变分析显示,在大多数晚期乳腺癌肝转移患者中发现了潜在如 *TP53*、*PIK3CA*、*FGFR1*、*CCND1*、*PTEN*、*BRCA2* 等驱动突变,9 名进行相应靶向治疗的患者中有 7 位具有客观缓解,病情稳定超过 3 个月,该研究能够为 35% 的潜在患者提供临床获益。以上研究,均为乳腺癌的个体化治疗提供了线索。

(贺西淦)

参考文献

［1］ Ferlay J, Parkin DM, Steliarova-Foucher E. Estimates of cancer incidence and mortality in Europe in 2008[J]. Eur J Cancer, 2010, 46 (4): 765 - 781.

［2］ Torre LA, Bray F, Siegel RL, et al. Global cancer statistics, 2012[J]. CA Cancer J Clin, 2015, 65(2): 87 - 108.

［3］ Golse N, Adam R. Liver metastases from breast cancer: what role for surgery? indications and results[J]. Clin Breast Cancer, 2017, 17(4): 256 - 265.

［4］ Obenauf AC, Massague J. Surviving at a distance: organ specific metastasis[J]. Trends Cancer, 2015. 1(1): 76 - 91.

［5］ Guarneri V, Conte P. Metastatic breast cancer: therapeutic options according to molecular subtypes and prior adjuvant therapy[J]. Oncologist, 2009, 14(7): 645 - 656.

［6］ Bishop AJ, Ensor J, Moulder SL, et al. Prognosis for patients with metastatic breast cancer who achieve a no-evidence-of-disease status after systemic or local therapy[J]. Cancer, 2015, 121(24): 4324 - 4332.

［7］ Riihimäki M, Thomsen H, Sundquist K, et al. Clinical landscape of cancer metastases[J]. Cancer Med, 2018, 7(11): 5534 - 5542.

［8］ Gradishar WJ, Anderson BO, Abraham J, et al. Breast cancer, version 3. 2020, NCCN clinical practice guidelines in oncology[J]. J Natl Compr Canc Netw, 2020, 18(4): 452 - 478.

［9］ Pispa J, Thesleff I. Mechanisms of ectodermal organogenesis[J]. Dev Biol, 2003, 262(2): 195 - 205.

［10］ Kuei A, Saab S, Cho SK, et al. Effects of Yttrium-90 selective internal radiation therapy on non-conventional liver tumors [J]. World J

Gastroenterol, 2015, 21(27): 8271 - 8283.

[11] Lobbezoo DJ, van Kampen RJ, Voogd AC, et al. Prognosis of metastatic breast cancer subtypes: the hormone receptor/HER - 2 - positive subtype is associated with the most favorable outcome[J]. Breast Cancer Res Treat, 2013. 141(3): 507 - 514.

[12] Coldman AJ, Phillips N. Breast cancer survival and prognosis by screening history[J]. British Journal of Cancer, 2014, 110(3): 556 - 559.

[13] Savci-Heijink CD, Halfwerk H, Hooijer GK, et al. Retrospective analysis of metastatic behaviour of breast cancer subtypes[J]. Breast Cancer Res Treat, 2015, 150(3): 547 - 557.

[14] Cardoso F, Senkus E, Costa A, et al. 4th ESO - ESMO International Consensus Guidelines for Advanced Breast Cancer (ABC 4)dagger[J]. Ann Oncol, 2018, 29(8): 1634 - 1657.

[15] Abbott DE, Brouquet A, Mittendorf EA, et al. Resection of liver metastases from breast cancer: estrogen receptor status and response to chemotherapy before metastasectomy define outcome [J]. Surgery, 2012, 151(5): 710 - 716.

[16] Barral M, Auperin A, Hakime A, et al. Percutaneous thermal ablation of breast cancer metastases in oligometastatic patients[J]. Cardiovasc Intervent Radiol, 2016, 39(6): 885 - 893.

[17] Taşçi Y, Aksoy E, Taşkın HE, et al. A comparison of laparoscopic radiofrequency ablation versus systemic therapy alone in the treatment of breast cancer metastasis to the liver[J]. HPB (Oxford), 2013, 15 (10): 789 - 793.

[18] Meloni MF, Andreano A, Laeseke PF, et al. Breast cancer liver metastases: US-guided percutaneous radiofrequency ablation — intermediate and long-term survival rates[J]. Radiology, 2009, 253 (3): 861 - 869.

[19] Vogl TJ, Farshid P, Naguib NN, et al. Thermal ablation therapies in patients with breast cancer liver metastases: a review[J]. Eur Radiol, 2013, 23(3): 797 - 804.

[20] Pöpperl G, Helmberger T, Münzing W, et al. Selective internal radiation therapy with SIR - Spheres in patients with nonresectable liver tumors[J]. Cancer Biother Radiopharm, 2005, 20(2): 200 - 208.

［21］ Cianni R, Pelle G, Notarianni E, et al. Radioembolisation with ^{90}Y-labelled resin microspheres in the treatment of liver metastasis from breast cancer[J]. Eur Radiol, 2013, 23(1): 182 - 189.

［22］ Hoe A L, Royle G T, Taylor I. Breast liver metastases incidence, diagnosis and outcome[J]. J R Soc Med, 1991, 84(12): 714 - 716.

［23］ Adam R, Chiche L, Aloia T, et al. Hepatic resection for noncolorectal nonendocrine liver metastases: analysis of 1, 452 patients and development of a prognostic model[J]. Ann Surg, 2006, 244(4): 524 - 535.

［24］ Takemura N, Saiura A. Role of surgical resection for non-colorectal non-neuroendocrine liver metastases[J]. World J Hepatol, 2017, 9(5): 242 - 251.

［25］ Selzner M, Morse MA, Vredenburgh JJ, et al. Liver metastases from breast cancer: long-term survival after curative resection[J]. Surgery, 2000, 127(4): 383 - 389.

［26］ Sakamoto Y, Yamamoto J, Yoshimoto M, et al. Hepatic resection for metastatic breast cancer: prognostic analysis of 34 patients[J]. World J Surg, 2005, 29(4): 524 - 527.

第四章 卵巢癌肝转移

一、概述

女性生殖系统恶性肿瘤中,卵巢癌(ovarian cancer,OC)由于进展隐匿,缺乏有效的筛查手段。其中,90%以上为上皮癌,而75%的患者被诊断为晚期,其中12%~33%的患者为Ⅳ期。

肝脏是晚期卵巢癌最常见的远处实体转移器官,其次为肺、骨和脑。有研究表明,在因卵巢癌死亡的患者中,一半以上在尸检时发现肝转移,并且转移灶数量越多预后越差。对部分卵巢癌肝转移病例实施转移灶切除手术时,我们发现大部分术前诊断"肝转移"的病例其转移灶并非在肝实质内,而是由肝膈之间或肝肾之间的病灶外压形成。

以往认为,当出现肝转移时往往提示肿瘤已进展至晚期,不宜行肝切除术;加之患者对肝切除手术创伤和复杂性的顾虑,多放弃了手术切除的机会。美国 NCCN 卵巢癌指南中对卵巢癌肝转移的治疗做了以下更新:为了达到满意的肿瘤细胞减灭术(各期),可考虑术中增加肝脏部分切除术。临床上已有大量的研究表明,对于卵巢癌肝转移的患者行外科治疗是安全有效的,肝脏部分切除术是其治疗的最佳选择,其能够有效地改善患者的生活质量并延长生存时间。

早在 20 世纪 70 年代,妇科医生已意识到无残留(R0)肿瘤细胞减灭术(cytoreductive surgery,CRS)对晚期 OC 的价值。近年来荟萃分析指出：每增加 10% R0 CRS,OC 患者生存增加 5.5%。不过遗憾的是,仍不到 20% 的患者获得 5 年以上的长期生存,CRS 残留及化疗耐药是影响预后的主要原因。肝脏是 OC 最常见远处转移靶器官之一。Deng 回顾研究了 1 481 名患者,发现 37.49% 发生肝转移(liver metastasis,LM),肝是最常见的远处转移脏器,其次是淋巴结、肺、骨和脑。LM 发生与患者总体生存率(overall survival,OS)较差呈正相关。随肿瘤进展,LM 发生率和病灶数量逐渐增加,48% 患者在死亡时发现 LM,转移灶数量多则提示患者预后较差。

二、基因突变

Fasano 指出具有 *BRCA1/2* 基因突变乳腺癌患者内脏转移倾向高,特别是肺和脑。提示 *BRCA* 基因突变影响肿瘤转移模式,增加内脏受侵率。Gourley 回顾研究了 PARP 抑制剂治疗 *BRCA1/2* 突变的复发 OC,指出高达 92% 具有 *BRCA* 突变 OC 发生内脏转移,对照组仅 16%;肝、脾、肺转移率分别为 42%、32%、16%,高于对照组 0%、0%、3%。

BRCA 基因突变与内脏转移特别是 LM 的强关联提示我们:对否认家族史的 OCLM,也应行基因检测,不仅可为患者及家属提供遗传咨询,也可确定适合 PARP 抑制剂治疗的患者;*BRCA* 基因突变不仅涉及铂类化疗敏感性,而是双链断裂缺陷修复的结果,提示具有 *BRCA* 突变 OC 具有独特临床特征,是 OC 新分子亚型基础,肿瘤生物学行为及预后与不具有 *BRCA* 突变 OC 不同。全面评估后,个体化方案应被更多运用,特别是具有 *BRCA1/2* 突变的 OCLM。

三、转移模式

卵巢癌主要通过腹膜播散(peritoneal dissemination,PD)、血

行转移(hematogenous metastasis,HM)、淋巴结转移(lymph node metastasis,LNM)三种模式发生转移。PD 是最主要模式,对应肝包膜及肝膈间转移,代表肿瘤区域性扩散。此外,PD 还会引起肝实质浸润(liver parenchymal infiltration,LPI);HM 实际发生率可能比已知要高,对应肝实质转移(liver parenchyma metastasis,LPM),代表肿瘤全身传播;目前对 LNM 研究相对较少,对应肝门淋巴结转移(liver portal lymph node metastasis,LPLNM)。

(一) 腹膜播散(PD)

OC 早期即可发生 PD,播散灶数量惊人,多呈粟粒样。恶性肿瘤细胞漂浮在腹水中,依靠大肠蠕动波及膈肌运动,在腹腔中沿顺时针方向循环。故肝膈间、肝肾隐窝、肝包膜均是转移好发部位。对这类弥散性转移灶,术前影像学诊断有一定困难。Patel 指出,一定比例的腹膜癌(peritoneal carcinoma,PC)患者存在 LM,反之亦然,提示肝脏影像学检查可为术前评估 PD 提供参考。除影像学外,腹膜癌指数(peritoneal carcinomatosis index,PCI)也是术前评估重要一环,PCI>11 提示预后不佳,PCI 为 0~5 预后好于 PCI 为 6~10,LR 更适合 PCI 评分较低患者。

对晚期或复发 OC,肝膈间转移发生率为 20%~40%,更有研究指出其发生率高达 91%。依侵袭程度分为膈肌腹膜受累、膈肌腹膜下受累、膈肌中心肌腱受累及胸膜受累四种类型。肝肺膈间通常比脾膈间受侵机会大且广泛,但当右侧发生转移时,80%患者左侧同时发生。在处理肝膈间转移灶时,妇科医生为减少膈肌损伤及胸腔并发症,更倾向膈肌腹膜剥离术而非膈肌肿瘤切除术。但 Tsolakidis 指出:对肉眼无法判定播散灶仅是粘连还是侵犯横纹肌时,行单纯剥离术可致肿瘤残留;若肿瘤侵犯较深,钝性剥离较膈肌肿瘤切除困难且手术时间、出血均显著增加。膈肌肿瘤切除术后未发生胸腔转移,胸腔积液、感染等切除相关并发症未显著增加。膈肌肿瘤切除术对 R0 CRS 贡献更大,肝外科医生对肝膈间解剖、肝脏游离、膈肌切除操作熟练度,对 OC 肝膈间转移治疗具有重要意义。

国际妇产科联合会(International Federation of Gynecologic and Obstetrics,FIGO)分期将肝周播散转移定义为Ⅲ期 OC,血行肝实质转移定义为Ⅳ期 OC。目前指南对 LPI 没有给出明确定义。有研究描述 LPI 为 PD 伴至少 2 cm 肝实质侵犯。O'Neill 指出:LPI 占 OCLM23%,特别是年纪大,初次 CRS 非 R0 患者更易发生;与 PD 相比,规范治疗后 LPI 患者预后无显著差异。建议 LPI 按Ⅲ期 OC 处理,评估 LPI 不可切除需谨慎。

PD 是 OCLM 最主要模式,分肝包膜转移、肝膈间转移及肝实质浸润三种类型,相应的肝外科治疗主要包括肝脏游离术、肝包膜转移灶切除术、部分膈肌切除术、特殊肝段切除术等。R0 LR 既使患者获益,又不会增加术后并发症。对这些表面转移灶,肝外科手术不应得到非 R0 结果;对术前诊断较困难的弥散性 PD,肝外科医生需术中仔细探查,为患者争取最大利益。

(二) 血行转移(HM)

相比 PD,以往认为 OC 经 HM 发生 LPM 较少,且属肿瘤晚期,肝外科治疗意义不明确。近期有研究指出:LPM 发生率 18%,是Ⅳ期 OC 第二大原因,仅次于恶性胸腔积液;LPM 相比脾、肺、脑等实质脏器转移的Ⅳb 期 OC,特别是年龄<65 岁患者,预后较好;全身化疗对 LPM 作用有限,仅接受化疗的Ⅳ期患者 OS、无进展生存期(progression free survival,PFS)分别仅有 15 个月、8 个月。20 世纪 90 年代,妇科医生治疗 LPM 只能达到 16% R0 LR,非 R0 LR 不会提升患者预后。Kamel 将 R0 LR 患者与仅接受 LPM 活检患者进行对比,中位 OS 分别为 53 个月、21 个月,存在显著差异。LPM 虽已是 OC 最晚期,但积极规范的治疗,尤其是 R0 LR 仍必不可少。

肝外科医生不应轻易评估 LPM 不可切除。Rosendahln 回顾研究了 762 例患者指出:R0 LR 的Ⅳb 期 OC 患者与Ⅳa 期相对比,预后无显著差异。另两项($n=240,n=94$)研究也得出了相似结果。Bacalbasa 对比 R0 LR 的 PD 与 LPM 的 OCLM 患者,发现其预后无显著差异。以上研究结论提示 R0 LR 可使 OC 降期,提升患者预后。此外,Niu 回顾研究了 60 例 R0 LR 的 LPM 患者,发现无病间隔(disease free interval,DFI)较长,LPM 数量较少患者预后较好。R0 LR 对 LPM 治疗意义重大,可显著提升患者预后;评估 LPM 不可切除需谨慎,妇科医生应参考肝外科医生建议。

对晚期 OC 伴肝外转移 LPM,LR 是 CRS 重要组成部分。Kamel 指出:伴肝外转移对比无肝外转移 LPM 患者 R0 CRS 后 OS 分别为 36.99 个月、41.42 个月,无显著差异。提示在 R0 CRS 前提下配合全身化疗,肝外转移不影响 LPM OC 患者预后,不应将晚期 OC 伴肝外转移 LPM 排除在 LR 指征之外。

对不可切除 LPM,Roh 对比研究了 $n=18$ LR 与 $n=25$ 不可切除患者,发现不可切除 LPM 的腹部病灶分布较广,双肝叶受累较多,OS 显著减少(10 个月 vs. 38 个月)。Neumann 指出:OCLM 伴大量腹水,LPM 不可切除率显著增加;非 R0 LR 不能提升 LPM 预后。对不可切除 LPM,肝外科医生除提升技术配合妇科医生外,还有更多值得我们进一步研究。

LPM 是 OC 最晚期,常伴肝外转移,代表肿瘤全身传播。即使铂类敏感患者,化疗对 LPM 作用也很有限。相比 PD,位置较深的 LPM 给 LR 带来一些挑战,肝局部切除和解剖性切除是主要治疗方式。R0 LR 对 LPM 患者预后提升显著,在残余肝功能代偿前提下,肝外科医生应主动协助妇科医生,做到 LPM R0 LR。

(三) 淋巴结转移(LNM)

LNM 是 OCLM 另一主要模式,心膈角甚至更远端淋巴结转移并不少见,目前对 LPLNM 的研究较少,其发生率及对 OCLM 预后影响还了解不多。Tozzi 指出,术前 CT 可准确评估 LPLNM,其发生率为 15%,90% 可 R0 切除,LPLNM R0 切除对 R0 CRS 有显著贡献;相比 CRS 术后 30% 的并发症,没有发现如动脉出血、胆漏等 LPLNM 切除相关并发症。Gallotta 回顾研究了 566 例患者指出,

15％的晚期 OC 发生 LPLNM；即便术前 CT 未提示 LPLNM，术中仍要仔细触诊，特别是对于同时伴腹主动脉旁、肠系膜、小网膜淋巴结转移的 OC 患者，LPLNM 发生率显著增加；同肿瘤分期一样，LPLNM 也是患者预后不佳的独立预测因子。

LPLNM 与 PD 及 LPM 共同组成 OCLM 的三种模式。LPLNM 不是 OC 最晚期，但患者预后并不乐观，手术行肝门淋巴结清扫及肝门区骨骼化是主要治疗手段。术中应仔细探查肝门区，特别是伴有腹腔其他淋巴结转移的患者。同时，肝外科应细致操作，避免血管及胆道损伤。

四、治疗推荐

目前，卵巢癌肝转移的治疗仍强调综合治疗。对于无法行肝转移灶切除术的患者应积极行非手术治疗。除了手术治疗外非手术治疗手段包括全身化疗、局部消融技术（radiofrequency ablation，RFA）、经导管肝动脉化疗栓塞（transarterial chemoembolization，TACE）、无水乙醇注射以及靶向治疗等。肝动脉和门静脉置泵化疗、灌注化疗或 TACE 可以为转移灶广泛分布全肝的患者提供姑息治疗，对血供丰富的肝转移癌较为有效，能够缩小肿瘤体积，延长患者生存时间。

在治疗原发性小肝癌中常用到的无水乙醇注射技术在卵巢癌肝转移中的作用有限，因为肝转移灶多为弥漫、多发性结节且密度较高，乙醇不容易在病灶内扩散。

在 OCLM 位置深，数量多的情况下，RFA 为肝外科手术提供了有效补充。数量不多的病例报告了 RFA 用于 OCLM 的治疗。Liu 指出：RFA 作为局部辅助用于治疗 OCLM 是可行有效的，局部控制肿瘤的同时，未观察到术后出血、肝脓肿及胆漏等并发症。但 RFA 与 LR 疗效是否相当，还有待大样本前瞻性随机对照研究进行验证。

除 RFA 外，TACE 虽不是 MLC 的一线治疗，但在 OCLM 姑息治疗中,也是一种创伤小的选择。Vogl 指出:TACE(丝裂霉素+吉西他滨+顺铂)应用于对全身化疗反应差的不可切除 OCLM,患者术后生存率 1 年、2 年、3 年时分别为 58%、19%、13%。相比 LR,TACE 易操作且并发症较少,是一种安全有效的姑息治疗选择。

　　研究表明,与 BRCA 野生型患者相比,携带 BRCA1/2 胚系变异的卵巢癌或腹膜肿瘤患者发生内脏转移的可能性更大,因此建议内脏转移的卵巢癌患者进行 BRCA1/2 检测。

(王　苗)

参考文献

[1] Finch-Jones M, Jaeck D, Mirza D, et al. Perioperative chemotherapy with FOLFOX4 and surgery versus surgery alone for resectable liver metastases from colorectal cancer (EORTC intergroup trial 40983): a randomised controlled trial[J]. Lancet, 2008, 371(9617): 1007 - 1016.

[2] Tomlinson JS, Jarnagin WR, DeMatteo RP, et al. Actual 10-year survival after resection of colorectal liver metastases defines cure[J]. J Clin Oncol, 2007, 25(29): 4575 - 4580.

[3] De Haas RJ, Wicherts DA, Andreani P, et al. Impact of expanding criteria for resectability of colorectal metastases on short-and long-term outcomes after hepatic resection[J]. Ann Surg, 2011, 253(6): 1069 - 1079.

[4] Kazaryan AM, Marangs IP, Rosok BI, et al. Laparoscoic resection of colorectal liver metastases: surgical and long-term oncologic outcome [J]. Ann Surg 2010, 252(6): 1005 - 1012.

[5] Mayo SC, de Jong MC, Pulitano C, et al. Surgical management of hepatic neuroendocrine tumor metastasis: results from an international multi-institutional analysis[J]. Ann Surg Oncol, 2010, 17(12): 3129 - 3136.

[6] Weitz J, Blumgart LH, Fong Y, et al. Partial hepatectomy for metastases from noncolorectal, nonneuroendocrine carcinoma[J]. Ann Surg 2005, 241(2): 269 - 276.

［7］ Cannistra SA. Cancer of the ovary［J］. N Engl J Med, 2004, 351(24): 2519-2529.

［8］ Griffiths CT. Surgical resection of tumor bulk in the primary treatment of ovarian carcinoma［J］. Natl Cancer Inst Monogr, 1975, 42: 101-104.

［9］ Bristow RE, Tomacruz RS, Armstrong DK, et al. Survival ect of maximal cytoreductive surgery for advanced ovarian carcinoma during the platinum era: a metaanalysis［J］. J Clin Oncol, 2002, 20(5): 1248-1259.

［10］ Rauh-Hain JA, Rodriguez N, Growdon W, et al. Primary debulking surgery versus neoadjuvant chemotherapy in stage Ⅳ ovarian cancer ［J］. Ann Surg Oncol, 2012, 19(3): 959-965.

［11］ Deng K, Yang C, Tan Q, et al. Sites of distant metastases and overall survival in ovarian cancer: A study of 1481 patients［J］. Gynecol Oncol, 2018, 150(3): 460-465.

［12］ Rose PG, Piver MS, Tsukada Y, et al. Metastatic patterns in histologic variants of ovarian cancer: An autopsy study［J］. Cancer, 1989, 64(7): 1508-1513.

［13］ Aletti GD, Podratz KC, Cliby WA, et al. Stage Ⅳ ovarian cancer: disease site-specific rationale for postoperative treatment［J］. Gynecol Oncol, 2009, 112(1): 22-27.

［14］ Brunschwig A. Hepatic lobectomy for metastatic cancer［J］. Cancer, 1963, 16: 277-282.

［15］ Bacalbasa N, Balescu I, Dima S, et al. Long-term survivors after liver resection for ovarian cancer liver metastases［J］. Anticancer Res 2015, 35(12): 6919-6923.

［16］ Bacalbasa N, Dima S, Brasoveanu V, et al. Liver resection for ovarian cancer liver metastases as part of cytoreductive surgery is safe and may bring survival benefit［J］. World J Surg Oncol, 2015, 13(8): 235.

［17］ Neumann UP, Fotopoulou C, Schmeding M, et al. Clinical outcome of patients with advanced ovarian cancer after resection of liver metastases ［J］. Anticancer Res, 2012, 32(10): 4517-4521.

［18］ Wright JD, Herzog TJ, Neugut A I, et al. Effect of radical cytoreductive surgery on omission and delay of chemotherapy for advanced-stage ovarian cancer［J］. Obstet Gynecol, 2012, 120(4):

871 - 881.

[19] Lim MC, Kang S, Lee KS, et al. The clinical significance of hepatic parenchymal metastasis in patients with primary epithelial ovarian cancer[J]. Gynecol Oncol, 2009, 112(1): 28 - 34.

[20] Nakayama K, Nakayama N, Katagiri H, et al. Mechanisms of ovarian cancer metastasis: biochemical pathways[J]. Int J Mol Sci, 2012, 13 (9): 11705 - 11717.

[21] Tan DS, Argarwal R, Kaye SB. Mechanisms of transcoelomic metastasis in ovarian cancer[J]. Lancet Oncol, 2006, 7(11): 925 - 934.

[22] Patel CM, Sahdev A, Reznek RH. CT, MRI and PET imaging in peritoneal malignancy[J]. Cancer Imaging, 2011, 11(1): 123 - 139.

[23] Jacquet P, Sugarbaker PH. Clinical research methodologies in diagnosis and staging of patients with peritoneal carcinomatosis[J]. Cancer Treat Res, 1996, 82: 359 - 374.

[24] Saxena A, Valle SJ, Liauw W, et al. Limited synchronous hepatic resection does not compromise peri-operative outcomes or survival after cytoreductive surgery and hyperthermic intraperitoneal chemotherapy [J]. J Surg Oncol, 2017, 115(4): 417 - 424.

[25] Zivanovic O, Eisenhauer EL, Zhu K, et al. The impact of bulky upper abdominal disease cephalad of the greater omentum and surgical outcome for stage ⅢC epithelial ovarian, fallopian tube and primary peritoneal cancer[J]. Gynecol Oncol, 2008, 108(2): 287 - 292.

[26] Eisenhauer EL, Chi DS. Liver mobilization and diaphragm 841 peritonectomy/resection[J]. Gynecol Oncol, 2007, 104 (2 Suppl 1): 25 - 28.

[27] Einekel J, Ott R, Handzel R, et al. Characteristics and management of diaphragm involvement in patients with primary advanced-stage ovarian, fallopian tube or peritoneal cancer[J]. Int J Gynecol Cancer, 2009, 19(7): 1288 - 1297.

[28] Tsolakidis D, Amant F, Van Gorp T, et al. Diaphragmatic surgery during primary debulking in 89 patients with stage ⅢB - Ⅳ epithelial ovarian cancer[J]. Gynecol Oncol, 2010, 116(3): 489 - 496.

[29] Kato K, Katsuda T, Takeshima N. Cytoreduction of diaphragmatic metastasis from ovarian cancer with involvement of the liver using a

ventral liver mobilization technique[J]. Gynecol Oncol, 2016, 140(3):
577 – 579.

[30] FIGO Committee on Gynecologic Oncology. Staging classification for
cancer of the ovary, fallopian tube, and peritoneum: abridged
republication of guidelines from the International Federation of
Gynecology and Obstetrics (FIGO) [J]. Obstet Gynecol, 2015, 126
(1): 171 – 174.

[31] O'Neill AC, Somarouthu B, Tirumani SH, et al. Patterns and
prognostic importance of hepatic involvement in patients with serous
ovarian cancer: a single institution experience with 244 patients[J].
Radiology, 2017, 282(1): 160 – 170.

[32] Winter WE III, Maxwell GL, Tian C, et al. Tumor residual after
surgical cytoreduction in prediction of clinical outcome in stage IV
epithelial ovarian cancer: a gynecologic oncology group study[J]. J Clin
Oncol, 2008, 26(1): 83 – 89.

[33] Harries M, Gore M. Part II: chemotherapy for epithelial ovarian
cancer-treatment of recurrent disease[J]. Lancet Oncol, 2002, 3(9):
537 – 545.

[34] Bristow RE, Montz FJ, Lagasse LD, et al. Survival impact of surgical
cytoreduction in stage IV epithelial ovarian cancer[J]. Gynecol Oncol
1999, 72(3): 278 – 287.

[35] Kamel SI, de Jong MC, Schulick RD, et al. The role of liver-directed
surgery in patients with hepatic metastasis from a gynecologic primary
carcinoma[J]. World J Surg, 2011, 35(6): 1345 – 1354.

[36] Rosendahl M, Hogdall C, Mosgaard B. Restaging and survival analysis
of 4036 ovarian cancer patients according to the 2013 FIGO
classification for ovarian, fallopian tube, and primary peritoneal cancer
[J]. Int J Gynecol Cancer, 2016, 26(4): 680 – 687.

[37] Ataseven B, Harter P, Grimm C, et al. The revised 2014 FIGO
staging system for epithelial ovarian cancer: is a subclassification into
FIGO stage IV A and IV B justified? [J]. Gynecol Oncol, 2016, 142(2):
243 – 247.

[38] Paik E, Lee Y, Lee E, et al. Survival analysis of revised 2013 FIGO
staging classification of epithelial ovarian cancer and comparison with
previous FIGO staging classification[J]. Obstet Gynecol, 2015, 58(2):

124-134.

[39] Niu GC, Shen CM, Cui W. Hepatic resection is safe for metachronous hepatic metastases from ovarian cancer[J]. Cancer Biol Med, 2012, 9 (3): 182-187.

[40] Roh HJ, Kim DY, Joo WD, et al. Hepatic resection as part of secondary cytoreductive surgery for recurrent ovarian cancer involving the liver[J]. Arch Gynecol Obstet, 2011, 284(5): 1223-1229.

[41] Cowan RA, Tseng J, Murthy V, et al. Feasibility, safety and clinical outcomes of cardiophrenic lymph node resection in advanced ovarian cancer[J]. Gynecol Oncol, 2017, 147(2): 262-266.

[42] Rodriguez N, Miller A, Richard SD, et al. Upper abdominal procedures in advanced stage ovarian or primary peritoneal carcinoma patients with minimal or no gross residual disease: an analysis of Gynecologic Oncology Group(GOG) 182[J]. Gynecol Oncol, 2013, 130(3): 487-492.

[43] Song YJ, Lim MC, Kang S, et al. Extended cytoreduction of tumor at the porta hepatis by an interdisciplinary team approach in patients with epithelial ovarian cancer[J]. Gynecol Oncol, 2011, 121(2): 253-257.

[44] Raspagliesi F, Ditto A, Martinelli F, et al. Advanced ovarian cancer: omental bursa, lesser omentum, celiac, portal and triad nodes spread as cause of inaccurate evaluation of residual tumor[J]. Gynecol Oncol, 2013, 129(1): 92-96.

[45] Martinez A, Pomel C, Mery E, et al. Celiac lymph node resection and porta hepatis disease resection in advanced or recurrent epithelial ovarian, fallopian tube, and primary peritoneal cancer[J]. Gynecol Oncol, 2011, 121(2): 258-263.

[46] Gallotta V, Fanfani F, Fagotti A, et al. Mesenteric lymph node involvement in advanced ovarian cancer patients undergoing rectosigmoid resection: prognostic role and clinical considerations[J]. Ann Surg Oncol, 2014, 21(7): 2369-2375.

[47] Tozzi R, Traill Z, Garruto Campanile R, et al. Porta hepatis peritonectomy and hepato-celiac lymphadenectomy in patients with stage ⅢC-Ⅳ ovarian cancer diagnostic pathway, surgical technique and outcomes[J]. Gynecol Oncol, 2016, 143(1): 35-39.

[48] Gallotta V, Ferrandina G, Vizzielli G, et al. Hepatoceliac lymph node

involvement in advanced ovarian cancer patients prognostic role and clinical considerations[J]. Ann Surg Oncol, 2017, 24 (11): 3413 - 3421.

[49] Fasano J, Muggia F. Breast cancer arising in a BRCA - mutated background: Therapeutic implications from an animal model and drug development[J]. Ann Oncol, 2009, 20(4): 609 - 614.

[50] Gourley C, Michie CO, Roxburgh P, et al. Increased incidence of visceral metastases in scottish patients with BRCA1/2 - defective ovarian cancer: an extension of the ovarian BRCAness phenotype[J]. J Clin Oncol, 2010, 28(15): 2505 - 2511.

[51] Bojalian MO, Machado GR, Swensen R, et al. Radiofrequency ablation of liver metastasis from ovarian adenocarcinoma: case report and literature review[J]. Gynecol Oncol, 2004, 93(2): 557 - 560.

[52] Cirimbei C, Prunoiu V, Marincas M, et al. Radiofrequency ablation for liver metastases-mini invasive therapeutic option for patients with unresectable tumors[in Romanian] [J]. Chirurgia (Bucur), 2011, 106 (4): 465 - 473.

[53] Bleicher RJ, Allegra DP, Nora DT, et al. Radiofrequency ablation in 447 complex unresectable liver tumors: lessons learned[J]. Ann Surg Oncol, 2003, 10(1): 52 - 58.

[54] Liu B, Huang G, Jiang C, et al. Ultrasound-guided percutaneous radiofrequency ablation of liver metastasis from ovarian cancer: a single-center initial experience[J]. Int J Gynecol Cancer, 2017, 27(6): 1261 - 1267.

[55] Vogl TJ, Naguib NN, Lehnert T, et al. Initial experience with repetitive transarterial chemoembolization (TACE) as a third line treatment of ovarian cancer metastasis to the liver: indications, outcomes and role in patient's management[J]. Gynecol Oncol, 2012, 124(2): 225 - 229.

第五章

胃肠道间质瘤肝转移

一、概述

胃肠道间质瘤（gastrointestinal stromal tumors，GIST）是胃肠道最常见的间质病变。一般认为其来源于 Cajal 肠道起搏细胞或 CD34$^+$ 的前体多潜能干细胞。GIST 生长的遗传基础是两种受体酪氨酸激酶的变异：细胞表面抗原 CD117（KIT）和血小板衍生生长因子受体 α（PDGFRα）。最新流行病学研究证明，GIST 患病率约为 20/100 000 人年，转移性 GIST 通常出现在年轻患者中。尽管 GIST 在胃肠道的每一部分中均有所发展，但胃最常见。约 80％的患者在根治性切除术后出现肿瘤复发或肝转移。GIST 肝转移通常是多发性的，直径较大且分散于左右叶。其他转移瘤部位分别为腹膜、肺和骨。肝转移通常无症状或症状不典型，主要取决于原发灶位置、大小和侵略性。最常见的临床表现是消化道出血、腹痛和腹块。明确诊断依靠组织学和免疫组化检查。手术切除是唯一潜在的治愈方法，且大多数患者均适合外科手术。然而，手术切除原发性肿瘤并不一定能够保证患者的长期生存或降低肝转移的比例。对于晚期肝转移患者，尽管整体预后较差，但伊马替尼和手术治疗的联合应用被证实可延长生存期。

二、流行病学

GIST 是最常见的消化道间质肿瘤,占所有恶性胃肠道肿瘤的 1%～3%。在其被归为一个单独实体之前,GIST 常被诊断为胃肠道平滑肌瘤、平滑肌肉瘤、神经纤维瘤以及神经鞘瘤。基于诊断意识的提高和组织病理学检测的改善,GIST 的发病率呈上升趋势。GIST 主要发生在成年人中,中位发病年龄在 55～65 岁,不存在明确的性别差异,但恶性 GIST 在男性中更常见。GIST 在儿童中罕见(<1%),且主要发生在女童。

GIST 发生在从下段食管到肛门的整个胃肠道中,依次为胃(60%)、空肠和回肠(30%)、十二指肠(5%)和结肠直肠(<5%),食管和阑尾处报告病例较少。腹腔内胃肠道外的 GIST,特别是在网膜、肠系膜和腹膜后者,通常是转移性的。

有 20%～30%的病例在首次诊断时即表现出转移性疾病的特征,在年轻患者中更为常见。在大多数转移病例(54%)中,包含肝脏转移,且被认为是一个不良预后因素,此类患者总生存时间仅为数月。少数(5%)GIST 与其他肿瘤综合征相关,依次为 1 型神经纤维瘤病、胃肠道间质瘤和家族性 GIST 综合征。

三、组织病理学和免疫化学

GIST 可能表现出一种发育良好的或不完全的黏液样、神经、自主神经或混合表型,或可能保持未分化。通过免疫组织化学和分子类型分析可实现 GIST 和其他肿瘤之间的鉴别诊断,HE 染色切片的组织学表现不与免疫表型或病变的分子遗传学特征相关。GIST 有三种组织学类型:梭状细胞最为常见(70%),由均匀、交叉的神经束和嗜酸性细胞质组成;上皮样型(20%)和罕见的混合型(10%)具有圆形细胞和核异型的特征。少数 GIST 病例呈现出类癌瘤样或副神经节瘤样外观。

GIST 发病机制中的关键事件为 KIT 和 $PDGFR\alpha$ 基因的互斥性变异。这些变异导致受体酪氨酸激酶蛋白的功能改变,进而引发非配体依赖性的二聚化和结构激活,最终促进细胞增殖、减少细胞凋亡,导致肿瘤形成。GIST 基因变异的最常见位点包括第 11 外显子(70%)和第 9 外显子(10%)。此外,约 10% 的患者在 $PDGFR\alpha$ 原癌基因中存在一个额外变异。不携带上述任何一个原癌基因变异的患者(5%~10%)被归类为野生型,有报道在此类患者中存在琥珀酸脱氢酶基因的种系变异。GIST 的免疫表型和分子分型非常重要,因为它们可预测治疗反应和对伊马替尼的敏感性。

根据关于 GIST 中细胞遗传学改变的研究,肿瘤性病变的第 14 号染色体存在部分或完全缺失,在晚期肿瘤中也观察到 22q 的高频缺失。中间型具有染色体 1p、9p、9q 和 11p 缺失的特征,而高危型具 8q 和 17q 增加的特征。

四、临床特征

转移性间质瘤的临床特征取决于原发灶的解剖位置、大小和侵袭性。常见相关症状为腹痛、腹膜炎(由于肿瘤破裂和腹腔内出血所导致)。有 10%~30% 的 GIST 无症状,在内窥镜检查或放射性诊断以及因各种原因而进行的外科手术期间偶然发现。大多数有症状患者的肿瘤直径>5 cm。临床症状是非特异性的,且包括与肠梗阻相关的腹痛(20%~50%)、腹块(40%)、纳差或腹胀(40%~50%)、不明原因贫血、体重下降、呕吐、恶心和厌食、穿孔、吞咽困难、发热等。罕见患者由于胰岛素样生长因子Ⅱ的副肿瘤性反应而出现严重低血糖。

肿瘤肝转移的风险取决于原发灶的部位。诊断出原发肿瘤时,可同时发现肝转移,或可能发生在切除原发性肿瘤后的数月或数年。有时,仅存在原发灶的体征或症状。肝转移具体的临床表现包括肝肿大、皮肤瘙痒、黄疸和腹水。黄疸通常是由于肝实质弥漫性肿瘤浸润或晚期导致的进行性终末期肝病而发生。阻塞性黄疸的主要原因之一是胆管癌栓。阻塞性黄疸作为主要临床特征并不常见，且其通常发生在晚期。肝脏病变可能以若干种不同的方式使胆道受累：肿瘤癌栓、胆道出血、肿瘤压迫和弥漫性肿瘤浸润。罕见的情况下，黄疸也可能是由于肝门转移性淋巴结肿大对胆管造成的压迫所致。

五、诊断方法

肝脏 GIST 的诊断评价主要基于成像技术以及组织学和免疫组织化学检查。内镜超声有一定作用，特别是在原发灶诊断中。

CT 是筛查和分期的首选方法。较小的结节病变往往是均质的，较大肿瘤的特征是异质性密度伴有腔内或腔外生长，直径超过 6 cm 的肿瘤常出现中央区域坏死或出血。CT 能对转移性（包括肝脏）GIST 进行诊断，同时有助于对腹部进行全面评估。

GIST 转移性病变的 CT 特征与原发灶相似，由于坏死、出血或囊性变而可能具有异质性肿块，转移灶很少为单纯的囊性。对伊马替尼潜在反应的特征是从异质性高衰减型快速转变为同质性低衰减型，增强肿瘤结节的消退和肿瘤血管的减少。治疗后，肝转移的密度降为 $20\sim25$ Hu，接近但超过真性囊肿（<15 Hu）。使用伊马替尼进行充分治疗后，CT 值范围有助于区分原发性囊肿和经治转移。

MRI 的多平面成像能力可能有助于确定大肿瘤的原发器官。高级别 GIST 的征象包括肝转移、胃肠道管壁浸润、体积大、形态不规则、边缘模糊、异质性增强和腹膜播散。同样在 MRI 上，治疗后的转移性病变在 T2 图像上变亮，而在对比后图像上持续不增强。总之，CT 或 MRI 上肿瘤大小的缩小、广泛的囊性变以及原发性和转移性 GIST 的钙化均表明有疾病反应。使用最大剂量甲磺酸伊马替尼后的局灶性实质性病变或新发实质性病变的早期出现表明疾病进展，且有助于采取早期干预措施（例如，手术或新的酪氨酸激酶抑制剂）。PET 成像还可检测 1 cm 以下的小病变，并评估转移性肝病患者对酪氨酸激酶治疗的反应。

最终诊断是基于对可疑病灶的组织学检查。对于可切除病变，通常不建议进行术前活检。但是，在记录或评估肝转移性质时，应完成术前活检以确认诊断。大小超过 2 cm 的高危结节的标准流程是切除活检。此外，疑似转移时，还建议使用内窥镜或经皮穿刺活检。内镜超声引导下细针活检在诊断原发性 GIST 和肝转移时的敏感度约为 80%。

GIST 的关键特征是 KIT（CD117）受体酪氨酸激酶呈阳性。KIT 表达并非突变的结果。另一常表达但 GIST 特异性较低的抗原是 CD34（造血祖细胞抗原）。此外，约 30% 的 GIST 为 SMA 阳性。结蛋白阳性更常见于食管和胃 GIST。平滑肌肌球蛋白的雏形和重钙桥蛋白均为 GIST 中常表达的平滑肌抗原。S100 蛋白表达相对较少，但在与小肠肿瘤相关的肝脏病变中似乎更常见。此外，GIST 对巢蛋白和波形蛋白也始终呈阳性。GIST 中也出现角蛋白阳性，其抗体主要与角蛋白 18 和角蛋白 8 反应。

六、风险分层

GIST 一般视为恶性，但具备不同程度的侵袭性。决定 GIST 恶性程度的因素包括肿瘤大小、有丝分裂活性、坏死情况、组织学形态、免疫组织化学特征、增殖抗原染色、多倍体状态和位置。其中，大小的重要性取决于位置。具体来说，在有丝分裂活性较低的条件下，胃肿瘤的侵袭性往往不如肠肿瘤。GIST 可分为估计其复发和肝转移可能性的极低、低、中、高风险肿瘤。极低风险肿瘤定义为每 50 个高倍视野（HPF）有 5 次以下有丝分裂的不足 2 cm 的病变。低风险肿瘤定义为每 50 个 HPF 有 5 次以下有丝分裂的 2~5 cm 范围内的肿瘤。中风险病变包括每 50 个 HPF 有 6~10 次有丝分裂的不足 5 cm 的病变。最后，高风险肿瘤包括每 50 个 HPF 有 5 个以上有丝分裂的超过 5 cm 的肿瘤；具有任何有丝分裂的超过 10 cm 的肿瘤；或每 50 个 HPF 有 10 次以上有丝分裂的任何大小的肿瘤。

基因变异位点和类型也会影响预后。*KIT* 原癌基因的分子分析表明，具有第 9 外显子或第 11 外显子突变的肿瘤更具侵袭性。相反，相较 *KIT* 突变，*PDGFRα* 突变可能是一个有利的预后因素。对于出现这种突变的患者，肿瘤位置也非常重要。例如，第 18 外显子 *D842V* 突变对伊马替尼治疗具有耐药性，而 *PDGFRα* 驱动 GIST 的转移瘤通常更具侵袭性。最后，肿瘤的复发率和转移风险取决于肿瘤的分期。如果临床恶性肿瘤评估为低风险或中风险，则转移风险估计为 0，高风险组为 54%～73%，且大部分发生在最初 3 年期间。极低风险类别的复发率为 46%，中、低风险患者的复发率估计为 19%，至于高风险组的复发率为 11%～24%。

七、治疗推荐

根治性手术切除仍是原发性 GIST 的首选。阴性镜下切缘和完整的肿瘤包膜（R0 切除）极其必要。在 R1 切除的情况下，通常需再次实施手术。由于存在肿瘤破裂播散风险，建议避免内镜下切除。腹腔镜在 GIST 治疗中的应用持续扩展，但在巨大肿瘤中不鼓励使用。淋巴结清扫术仅在结节明显增大的情况下才建议实施。邻近器官受累时，需整体切除。尚未证明传统辅助治疗（例如，化疗和放疗）有效。尽管如此，术前伊马替尼治疗在原发性不可切除疾病中已显示疗效，这种治疗使病灶大小缩小，更适宜外科处理。但即使在原发性肿瘤完全切除后，超过一半的患者仍会出现复发。

2000 年以来，由于在临床实践中引入了 *KIT/PDGFRα* 酪氨酸激酶抑制剂，GIST 的治疗管理发生了变化。伊马替尼是一种苯氨基嘧啶衍生物，是一种选择性抑制多种酪氨酸激酶活性的小分子。经阐明，对伊马替尼的临床反应取决于 *KIT* 突变的外显子位置。但10%～20%的 GIST 患者表现出对伊马替尼的原发性耐药,定义为治疗前6个月内的进展,且与野生型 *KIT* 第9外显子突变或 D842V 突变的 *PDGFRa* 有关。由于 KIT 中的激酶出现突变,6个月后可出现继发性耐药。反应评价取决于临床预后和 PET 扫描的结果、CT 或 MRI 成像。

对于出现复发的患者,伊马替尼可作为一线治疗方案。有时,有症状的原发灶和有限同步转移的患者可在服用伊马替尼前接受手术。80%的转移性 GIST 患者对伊马替尼具有部分或完全反应。一项比较1次/d(400 mg)或2次/d(800 mg)伊马替尼疗效的两项大型随机研究的近期荟萃分析显示,在第9外显子突变的患者中,较高剂量具有无进展生存优势。

但随着剂量增加,总生存率保持不变。由于伊马替尼的毒性具有剂量依赖性,当前指南建议以 400 mg/d 的剂量开始治疗。800 mg/d 的伊马替尼只作为转移性 GIST 和第9外显子确定突变患者的起始剂量。在服用 400 mg/d 的患者中,如果已记录进展且毒性可接受,则考虑将剂量增加至 800 mg。在长期无病间隔期后出现孤立性或延迟性肝转移的情况下,手术应视为首选治疗方法。对于其他可手术的肝转移 GIST 患者,采用二线局部切除术(包括肿瘤细胞减灭术)。此外,多学科诊疗可更有效实现晚期 GIST 患者的长期疾病控制。

既往,口服甲磺酸伊马替尼是不能根治的复发性 GIST 患者的合理选择。现在,提出伊马替尼联合手术治疗晚期 GIST,伊马替尼可用作姑息性手术后的辅助治疗以降低术后进展的风险,或新辅助治疗以降低肿瘤负荷。对药物治疗有反应的患者进行手术是患者获得根治的唯一机会。通过联合治疗,复发性或转移性疾病手术后的中位生存期从12～15个月增加至近5年。

通常,酪氨酸激酶抑制剂耐受性良好且安全。可能的副作用主要包括水肿、贫血、白细胞减少、恶心、腹泻、胃肠道出血和肝功能异常。少见的还包括肌肉痉挛、皮炎、疲劳、头痛以及骨骼和葡萄糖代谢的变化。

基于对伊马替尼的术前反应的准确切除时机和患者选择是预后的关键决定因素。患者通常接受伊马替尼治疗约 6 个月后的肿瘤明显缩小并不常见，可考虑在此前接受手术。手术切除后，对伊马替尼治疗有效的肝转移患者的 2 年无进展生存率为 61％，2 年总生存率为 100％。相比之下，对伊马替尼不敏感的局灶性耐药或多肝脏病灶患者预后更差，其 2 年总生存率为 36％。另一项研究显示，减瘤手术在转移性疾病患者中无明显获益，但可延长对伊马替尼有反应和患者的生存期。对于病变局限、局部进展和传播广泛的患者，12 个月无进展生存率分别为 80％、33％和 0。尚未完全确定伊马替尼有效的患者推荐的术前治疗周期，有待进一步的研究以明确。

除伊马替尼外，还有其他几种酪氨酸激酶抑制剂（例如，舒尼替尼、尼洛替尼、马萨替尼、莫塞他尼、索拉非尼、瑞格非尼和达沙替尼），但抑制一种或多种酪氨酸激酶的能力不同。这些药物可用作伊马替尼耐药患者的二线治疗。

最后，晚期肝转移患者的其他治疗选择可以是射频消融、肝动脉栓塞和肝移植。射频消融适用于不可切除的肿瘤。肝动脉栓塞术用于多次酪氨酸激酶抑制剂失败的肝转移患者。据报道，只有少数患者因转移性 GIST 接受肝移植，还不足以准确评估疗效。

（王龙蓉）

参考文献

［1］ Beham AW, Schaefer IM, Schüler P, et al. Gastrointestinal stromal tumors[J]. Int J Colorectal Dis, 2012, 27(6): 689 - 700.

［2］ Bamboat ZM, Dematteo RP. Updates on the management of gastrointestinalstromal tumors[J]. Surg Oncol Clin N Am, 2012, 21(2): 301 - 316.

［3］ Lamba G, Gupta R, Lee B, et al. Current management and prognostic features for gastrointestinal stromal tumor (GIST) [J]. Exp Hematol Oncol, 2012, 1(1): 14.

［4］ Pink D, Schoeler D, Lindner T, et al. Severe hypoglycemia caused by paraneoplastic production of IGF II in patients with advanced gastrointestinal stromal tumors: a report of two cases [J]. J Clin Oncol, 2005, 23(27): 6809 - 6811.

[5] Heinrich MC, Corless CL, Duensing A, et al. Pdgfra activating mutations in gastrointestinal stromal tumors [J]. Science, 2003, 299 (5607): 708 - 710.

[6] Blanke CD, Rankin C, Demetri GD, et al. Phase Ⅲ randomized, intergroup trial assessing imatinib mesylate at two dose levels in patients with unresectable or metastatic gastrointestinal stromal tumors expressing the kit receptor tyrosine kinase: S0033 [J]. J Clin Oncol, 2008, 26(4): 626 - 632.

[7] Raut CP, Posner M, Desai J, et al. Surgical management of advanced gastrointestinal stromal tumors after treatment with targeted systemic therapy using kinase inhibitors [J]. J Clin Oncol, 2006, 24(15): 2325 - 2331.

[8] Hakimé A, Le Cesne A, Deschamps F, et al. A role for adjuvant RFA in managing hepatic metastases from gastrointestinal stromal tumors (GIST) after treatment with targeted systemic therapy using kinase inhibitors [J]. Cardiovasc Intervent Radiol, 2014, 37(1): 132 - 139.

第六章 鼻咽癌肝转移

一、概述

鼻咽癌(nasopharyngeal carcinoma,NPC)是指发生于鼻咽腔顶部和侧壁的恶性肿瘤,发病率居耳鼻咽喉恶性肿瘤的首位。NPC 的病因尚未完全阐明,可能与 EB 病毒感染、遗传因素、进食腌制食物和空气污染等有关。

2018 年全球癌症报告显示,NPC 的发病人数占 36 种主要癌症的 0.7%,病例共计 129 079 例;NPC 死亡病例占癌症相关死亡病例的 0.8%,共计 72 987 例。NPC 是我国常见的恶性肿瘤之一,占每年新发肿瘤病例数的 1.34%、肿瘤相关死亡病例数的 1.03%,发病率和病死率分别为 3.16/100 000 人年和 1.53/100 000 人年,其中以华南地区发病率最高。

局部晚期的 NPC 患者 30%~60%会在 5 年内发生远处转移,其中 5%~8%在诊断时即合并远处转移。远处转移发生部位按发病率高低依次为骨、肝和肺等。其中约 70%患者发生骨转移,30%发生肝转移,18%发生肺转移。尽管肝脏是 NPC 转移的第二高发部位,但肝转移的预后最差:诊断肝转移后的中位总生存时间仅为 3~5 个月。两个器官的同时转移是最常见的远处转移模式,而骨转移通常与肝或脑转移合并出现。

二、临床表现

NPC 可仅表现为颈部肿块。有些患者通过 EB 病毒血清学普查,怀疑 NPC 后经鼻咽组织活检确诊。NPC 的临床表现主要为鼻咽肿物,依肿物侵犯的部位可有不同的症状和体征,颈部肿块和脑神经受累时可有相应表现。

1. 鼻咽局部病变引起的症状 头痛、鼻塞、鼻衄、涕血、耳鸣、听力下降。

2. 颈部肿块 颈淋巴结转移率高达 60%～86%,以单侧淋巴结转移最多,双侧淋巴结转移也达 30%～50%。

3. 鼻咽肿物局部侵犯的临床表现

(1) 口咽受侵:吞咽受阻,呼吸不畅,张口可见肿物或黏膜下隆起。

(2) 鼻腔侵犯:从后鼻孔侵入鼻腔,有鼻塞、鼻衄、呼吸不畅。

(3) 眼眶侵犯:视物模糊、复视、视力下降、眼眶胀痛、眼球外突。

(4) 颞下窝受侵:从咽旁蔓延至颞下窝,可致面麻、张口困难和颞区隆起。

(5) 鼻咽肿瘤局部继发感染:可有脓血涕、臭味、头疼、出血发热等。

(6) 鼻旁窦、颅底骨和颅内侵犯:主要是以头痛和 12 对脑神经受累相应部位神经麻痹为临床表现。

4. 远处转移的临床表现 部分 NPC 初诊时已有远处转移,其中以骨、肝、肺最为常见。骨转移大多为溶骨性改变,部分可见成骨性改变,主要表现为局部固定性疼痛、压痛,可伴随相关神经受压体征。肝转移早期无任何症状,当转移瘤长大时可引起肝区疼痛、发热、肝功能异常等。早期周围型孤立性肺转移灶无任何症状,只有在做胸部 CT 时才能发现。如转移灶增多、增大,可引起咳嗽、痰中带血、胸痛等症状,甚至引起胸腔积液、呼吸困难,有时可伴纵隔淋巴结增大。

三、辅助检查

1. **鼻咽活检**　NPC 的原发灶诊断首选鼻咽镜下肿块活检。有鼻咽出血倾向和高血压的患者要慎重进行。

（1）间接鼻咽镜活检：通过间接鼻咽镜直接看到鼻咽肿物的部位后，可经口或鼻腔直接钳取肿物活检。

（2）直接鼻咽纤维镜活检：可直接看到肿瘤部位进行活检，活检部位准确、可靠。尤其对张口困难及咽反射敏感患者的活检更方便，但活检所取得的组织较少。

（3）鼻咽细针穿刺：有些黏膜下肿瘤可通过此法获得病理诊断。

2. **颈部淋巴结穿刺或活检**　仅在原发灶活检阴性时采用。

3. **EB 病毒检查**　对非角化性癌，建议行血液或肿瘤组织 EB 病毒检测。血清 EB 病毒壳抗原抗体（VCA－IgA）和 EB 病毒早期抗原抗体（EA－IgA）滴度升高，有助于诊断。血清/血浆中 EBV DNA 滴度检测可协助诊断、预测疗效和预后，可采用 PCR 法扩增 EBV DNA 中的 BamHI－W、EBNA 或 LMP 序列。

4. **CT**　对了解 NPC 的侵犯范围和对周围结构的侵犯情况，尤其对咽旁、颅底和颅内侵犯更优。增强扫描对颈动脉鞘区肿瘤侵犯，海绵窦侵犯和颈淋巴结转移的诊断更有帮助。检查的部位应包括颅底、鼻咽和颈部。

5. **MRI**　考虑 NPC 患者首选 MRI 检查。应用 T1WI、T2WI 和 Gd－DTPA 增强后 T1WI 序列进行横断、矢状和冠状面的扫描，对诊断 NPC 的黏膜下浸润，以及对腭帆提（张）肌、咽旁间隙、咽颅底筋膜、颅底骨质和颅内的侵犯程度了解更清楚。鼻咽肿瘤的 MRI 信号强度均匀。肿瘤的 T1WI 信号强度较肌肉低，T2WI 呈偏高信号，Gd－DTPA 增强后有明显强化。肿瘤侵犯骨髓腔

T1WI信号强度明显减低。

6. 其他辅助检查 包括肝、脾、腹部肿块超声检查/腹部CT，以及胸部CT、肝肾功能、血常规等。视情况行放射性核素骨显像及PET检查。局部晚期NPC容易发生骨转移，建议行放射性核素骨显像检查。18F‐FDG PET‐CT在诊断颈部淋巴结转移、诊断远处转移、明确临床分期方面有独特优势，建议在经济条件允许情况下，对局部晚期患者(尤其是淋巴结分期N2～N3患者)行PET‐CT扫描。

四、诊断方法

1. 影像诊断
详见表6‐1。

表6‐1 鼻咽癌肝转移影像诊断

部 位	Ⅰ级推荐	Ⅱ级推荐	Ⅲ级推荐
原发肿瘤评估	鼻咽平扫＋增强MRI	鼻咽平扫＋增强CT、PET‐CT	PET‐MR
区域淋巴结评估	颈部平扫＋增强MRI	颈部平扫＋增强CT、PET‐CT	PET‐MR、超声引导下穿刺活检
远处转移评估	胸部平扫＋增强CT、腹部B超或上腹部平扫＋增强MRI/CT、放射性核素骨显像、PET‐CT	胸部X线片、腹部B超	PET‐MR、CT/超声引导下穿刺活检

2. 病理学诊断
详见表6‐2。

表 6 - 2　鼻咽癌肝转移病理学诊断

内　容	Ⅰ级推荐	Ⅱ级推荐	Ⅲ级推荐
获取组织或细胞学技术	鼻咽镜下肿块活检：钳取或者穿刺	颈部淋巴结穿刺或活检（无法从鼻咽取得活检的患者）；难以鉴别的远处转移灶（如软组织肿块）穿刺或活检	—
病理学诊断	鼻咽部位肿瘤根据组织病理形态诊断为NPC，再进一步分亚型：鼻咽角化性鳞状细胞癌、非角化性癌（分化型和未分化型）和基底样鳞状细胞癌；颈部肿块穿刺病理诊断为转移性非角化性癌或者转移性未分化癌等	—	
分子辅助诊断	免疫组化/原位杂交检测：对于病变形态不能明确诊断为NPC的病例，需要加做免疫组化或原位杂交检测，协助病理诊断 外周血EBV抗体与EBV DNA：血清EBV抗体与血浆EBV DNA拷贝数可协助NPC的诊断	—	血浆EBV DNA拷贝数可协助NPC初治后远处转移/复发的诊断，其诊断远处转移的准确性高于复发

　　NPC肝转移患者应用超声、CT、磁共振成像等影像学检查可发现肝脏异常占位。同时NPC与EB病毒感染关系密切，EB病毒在鼻咽部癌变上皮细胞中有着非常高的表达，其拷贝数可超过10^7倍。对NPC肝转移肿瘤组织中EB病毒表达情况进行检测，可以确定肿瘤组织是否来源于NPC，常用方法为EB病毒编码核糖核酸原位杂交法。

五、临床分期

NPC 的肉眼形态分为结节型、菜花型、黏膜下型、浸润型和溃疡型。根据 2005 版 WHO 分型,NPC 病理类型分为三型:Ⅰ型为角化型鳞状细胞癌;Ⅱ型为非角化型鳞状细胞癌,包括未分化型(ⅡA)和分化型(ⅡB);Ⅲ型为基底细胞样鳞状细胞癌。

2020 年首部 CSCO 鼻咽癌诊疗指南推荐采用 UICC/AJCC 第八版 TNM 分期(表 6 - 3、表 6 - 4)。

表 6 - 3 UICC/AJCC 第八版 TNM 分期

T	(Tumor,原发灶)
Tx	原发肿瘤无法评价
T0	无原发肿瘤证据,但具有 EBV 阳性的颈部淋巴结累及
Tis	原位癌
T1	鼻咽腔、鼻腔、口咽
T2	咽旁侵犯、邻近软组织侵犯(翼内肌、翼外肌、椎前肌)
T3	骨质(颅底骨、椎骨)及/或鼻旁窦侵犯
T4	颅内及/或脑神经、下咽、眼眶、广泛软组织侵犯(翼外肌外侧、腮腺)
N	**(Node,淋巴结)**
Nx	区域淋巴结无法评价
N0	无区域淋巴结转移
N1	单侧颈部,<6 cm,环状软骨下缘以上;单/双侧咽后淋巴结
N2	双侧颈部,<6 cm,环状软骨下缘以上

（续表）

N3	≥6 cm 及/或环状软骨下缘以下
M	**（Metastasis，远处转移）**
M0	无远处转移
M1	任何远处器官转移

表 6-4　NPC 临床 TNM 分期

	T	**N**	**M**
0 期	Tis	N0	M0
Ⅰ 期	T1	N0	M0
Ⅱ 期	T0～T1	N1	M0
	T2	N0～N1	M0
Ⅲ 期	T0～T2	N2	M0
	T3	N0～N2	M0
ⅣA 期	T4	N0～N2	M0
	任何 T	N3	M0
ⅣB 期	任何 T	任何 N	M1

六、治疗推荐

（一）早期和局部晚期 NPC 放化疗

Ⅰ 期 NPC（T1N0）选择单纯放疗。根治性放疗前患者应进行饮食、言语和口腔的评估,放疗剂量通常为 66～70 Gy(鼻咽)和 54～60 Gy(区域颈部淋巴结,包括双侧咽后、Ⅱ～Ⅲ、Ⅴa 区)。强烈推荐调强放疗(IMRT),至少采取三维适形放疗。

Ⅱ期 NPC(T1N1/T2N0～T2N1)的治疗存在争议。一项前瞻性随机对照研究显示了同期放化疗的优越性,但放疗仅采用二维照射的技术,且分期并未采用 UICC/AJCC 分期。多项回顾性分析提示 IMRT 单纯放疗对于中期 NPC 疗效良好,但 T2N1 的患者远处转移发生率较高,提示宜采用同期联合化疗。放疗剂量通常为 66～70 Gy(鼻咽)和 54～60 Gy(区域颈部淋巴结,包括双侧咽后、Ⅱ～Ⅲ、Ⅴa 区,N1 患者还应包括Ⅳ和Ⅴb 区)。

局部晚期 NPC 应采用同期放化疗,其中顺铂最常用。放疗剂量通常为 66～70 Gy(鼻咽)和 54～60 Gy(区域颈部淋巴结,包括双侧咽后、Ⅱ～Ⅴb 区)。对于适宜使用顺铂患者,可选单次方案(100 mg/m^2,每 3 周 1 次,连续 3 次)、分次方案(25 mg/m^2,D1～D4,每 3 周 1 次,连续 3 次)或每周方案(40 mg/m^2,每周 1 次)。对于不适宜使用顺铂患者,可选卡铂(100 mg/m^2,每周 1 次,连续 6 次)、奈达铂(100 mg/m^2,每 3 周 1 次,连续 3 次)和奥沙利铂(70 mg/m^2,每周 1 次,连续 6 次)。不适宜使用顺铂定义:患者年龄＞70 岁、PS＞2、听力丧失、肾功能不全(肌酐清除率＜50 ml/min)或具有＞1 级的神经病变。对于不适合化疗患者,可选放疗联合西妥昔单抗或尼妥珠单抗。

诱导化疗继以同期放化疗常用于Ⅳ期或肿瘤进展迅速的患者。荟萃分析提示诱导化疗有助于改善局部控制,但没有改善总生存期。近期一项针对局部晚期 NPC(排除 T3N0～T4N0)的前瞻性随机对照研究通过 3 周期改良 TPF 方案,能够在 IMRT 联合顺铂的同期放化疗基础上显著改善总生存期。

既往研究提示由于放疗的毒性,同期放化疗继以辅助化疗的完成度不高。此外,随机研究和荟萃分析显示,同期放化疗基础上联合辅助化疗并没有改善疗效,反而增加了近期毒性。

详见表 6-5、表 6-6。

表 6-5 早期和晚期 NPC TNM 分期放化疗推荐

分　期	Ⅰ级推荐	Ⅱ级推荐	Ⅲ级推荐
T1N0	无需化疗		
T2N0	单纯放疗	同期放化疗(存在不良预后指标,如肿瘤体积大或 EBV DNA 拷贝数高)	
T1N1~T2N1	同期放化疗	单纯放疗	
T3N0	同期放化疗	诱导化疗＋同期放化疗 同期放化疗＋辅助化疗	
Ⅲ~ⅣA期(除外 T3N0)	诱导化疗＋同期放化疗 诱导化疗＋同期放化疗＋节拍辅助化疗(高复发/转移风险患者)	同期放化疗＋辅助化疗	

表 6-6 早期和晚期 NPC 化疗方案推荐

化疗模式	Ⅰ级推荐	Ⅱ级推荐	Ⅲ级推荐
诱导化疗	多西他赛＋顺铂＋5-FU 吉西他滨＋顺铂 多西他赛＋顺铂	顺铂＋5-FU 顺铂＋卡培他滨	Ⅰ/Ⅱ级推荐诱导化疗方案＋西妥昔单抗/尼妥珠单抗
同期化疗	顺铂	奈达铂 奥沙利铂 卡铂	Ⅰ/Ⅱ级推荐同期化疗方案＋西妥昔单抗/尼妥珠单抗

（续表）

化疗模式	Ⅰ级推荐	Ⅱ级推荐	Ⅲ级推荐
辅助化疗	节拍式卡培他滨 顺铂＋5-FU	顺铂＋卡培他滨 吉西他滨＋顺铂	卡培他滨＋替加氟 优福定 替吉奥

（二）复发性 NPC 的治疗

对于复发性 NPC，在治疗前，强调全面地再次分期评估，包括鼻咽部病理活检、鼻咽＋颈部的 MRI 及全身的 PET-CT 评估复发或远处转移情况。

对于仅有颈部复发的 NPC 患者，颈部淋巴结清扫术是重要的根治性治疗手段，部分患者可以采用选择性颈部淋巴结清扫的手术方式。放疗或淋巴结清扫术后再行辅助放疗也是可选择的治疗手段。

对于无法再次接受局部根治性治疗的患者，需要和转移性患者一样接受姑息性系统治疗或最佳支持治疗。

详见表 6-7。

表 6-7　复杂性 NPC 的治疗

分层 1	分层 2	Ⅰ级推荐	Ⅱ级推荐	Ⅲ级推荐
适合 手术者	鼻咽局 部复发	手术	再程放疗 化疗/免疫治疗/靶 向治疗	
	颈部 复发	手术	放疗	
不适合 手术者	适合 放疗者	放疗联合或不联合 化疗	化疗/免疫治疗/靶 向治疗	
	不适合 放疗者	化疗/免疫治疗/靶 向治疗		

（三）NPC 的治疗

对于 NPC,铂类联合 5‑FU 是常用一线方案。一项前瞻性随机对照研究显示,顺铂联合吉西他滨显著改善肿瘤缓解率和生存率,已成为一线化疗的金标准。对于无法耐受 5‑FU 的患者,可考虑卡培他滨替代。对于一线治疗失败患者,目前缺乏标准挽救治疗方案,通常选择一线未使用的药物进行单药治疗。近年抗 PD‑1 单抗显示出一定挽救治疗的能力,但仍需大样本或随机研究验证。在 2020 年 NCCN 指南中,转移性 NPC 的系统治疗一线首选顺铂联合吉西他滨。二线无推荐首选,免疫治疗可用于既往治疗后复发或转移患者,如纳武单抗或派姆单抗。详见表 6‑8、表 6‑9、表 6‑10。

表 6‑8　NPC 的三线化疗方案推荐

分　层	Ⅰ级推荐	Ⅱ级推荐	Ⅲ级推荐
一线治疗	顺铂＋吉西他滨＋卡瑞利珠单抗 顺铂＋吉西他滨＋特瑞普利单抗 顺铂＋吉西他滨 全身治疗＋局部放疗	顺铂/卡铂＋5‑FU 顺铂＋多西他赛 卡铂＋紫杉醇 顺铂＋卡培他滨 顺铂＋白蛋白紫杉醇	顺铂＋吉西他滨＋恩度
二线及以上治疗	单药化疗 卡培他滨或多西他赛或吉西他滨(如一线未接受同一药物) 鼓励患者参加临床试验	吉西他滨＋长春瑞滨 伊立替康(如一线未接受同一药物)	卡瑞利珠单抗 特瑞普利单抗 纳武利尤单抗 帕博利珠单抗(限 PD‑L1 TPS≥1%) (如一线未接受 PD‑1/PD‑L1 抑制剂)

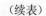

（续表）

分　层	Ⅰ级推荐	Ⅱ级推荐	Ⅲ级推荐
三线及以上治疗	特瑞普利单抗 卡瑞利珠单抗（如既往未接受 PD-1/PD-L1 抑制剂） 卡培他滨或多西他赛或吉西他滨（如前线未接受同一药物） 鼓励患者参加临床试验	吉西他滨＋长春瑞滨 伊立替康（如前线未接受同一药物）	纳武利尤单抗 帕博利珠单抗（限PD-L1 TPS≥1%）（如既往未接受PD-1/PD-L1抑制剂）

表6-9　NPC的具体化疗方案推荐

化疗方案	剂　量	用药时间	时间及周期
顺铂＋吉西他滨＋卡瑞利珠单抗	卡瑞利珠单抗200 mg	D1	21 d为一个周期，持续维持至疾病进展或者不可耐受
	顺铂 80 mg/m²	D1	21 d为一个周期，4～6个周期
	吉西他滨1 000 mg/m²	D1,D8	21 d为一个周期，4～6个周期
顺铂＋吉西他滨＋特瑞普利单抗	特瑞普利单抗200 mg	D1	21 d为一个周期，持续维持至疾病进展或者不可耐受
	顺铂 80 mg/m²	D1	21 d为一个周期，最多6个周期
	吉西他滨1 000 mg/m²	D1,D8	21 d为一个周期，最多6个周期
顺铂＋吉西他滨	顺铂 80 mg/m²	D1	21 d为一个周期，4～6个周期
	吉西他滨1 000 mg/m²	D1,D8	

（续表）

化疗方案	剂 量	用药时间	时间及周期
顺铂＋5-FU	顺铂 100 mg/m²	D1	21 d 为一个周期,4～6 个周期
	5-FU 1 000 mg/m²	D1～D4	
顺铂＋多西他赛	顺铂 75 mg/m²	D1	21 d 为一个周期,4～6 个周期
	多西他赛 75 mg/m²	D1	
顺铂＋多西他赛	顺铂 70 mg/m²	D1	21 d 为一个周期,4～6 个周期
	多西他赛 35 mg/m²	D1,D8	
卡铂＋紫杉醇	卡铂 AUC 5	D1	21 d 为一个周期,4～6 个周期
	紫杉醇 175 mg/m²	D1	
顺铂＋白蛋白紫杉醇	顺铂 75 mg/m²	D1	21 d 为一个周期,4～6 个周期
	白蛋白紫杉醇 100 mg/m²	D1,D8,D15	
顺铂＋白蛋白紫杉醇	顺铂 75 mg/m²	D1	21 d 为一个周期,4～6 个周期
	白蛋白紫杉醇 140 mg/m²	D1,D8	
顺铂＋白蛋白紫杉醇	顺铂 75 mg/m²	D1	21 d 为一个周期,4～6 个周期
	白蛋白紫杉醇 260 mg/m²	D1	
顺铂＋卡培他滨	顺铂 80～100 mg/m²	D1	21 d 为一个周期,持续维持至疾病进展或者不可耐受
	卡培他滨 1 000 mg/m²	D1～D14	

（续表）

化疗方案	剂　量	用药时间	时间及周期
顺铂＋吉西他滨＋恩度	顺铂 80 mg/m^2	D1	21 d 为一个周期，最多 4 个周期
	吉西他滨 1 000 mg/m^2	D1，D8	
	恩度 15 mg	D1～D14	

表 6-10　NPC 的免疫治疗方案推荐

免疫治疗	抗 PD-1 单抗	人　群
单药	纳武利尤单抗 3 mg/kg（每 2 周）	经过至少一线系统治疗失败或无法耐受的复发或转移性 NPC 患者
单药	帕博利珠单抗 10 mg/kg（每 2 周）	经过至少一线系统治疗失败或无法耐受的 PD-L1 表达阳性的复发或转移性 NPC 患者
单药	卡瑞利珠单抗 1 mg/kg、3 mg/kg、10 mg/kg、200 mg（每 2 周）	经过至少一线系统治疗失败的复发或转移性 NPC 患者
单药	卡瑞利珠单抗 200 mg（每 2 周）	经过至少一线系统治疗失败的复发或转移性 NPC 患者
单药	特瑞普利单抗 3 mg/kg（每 2 周）	经过一线系统治疗失败或在辅助化疗/放化疗结束后 6 个月内疾病进展的复发或转移性 NPC 患者
联合化疗（吉西他滨＋顺铂）	卡瑞利珠单抗 200 mg（每 3 周；联合化疗 6 个疗程后单药维持治疗）	复发或转移后未经系统治疗的 NPC 患者

NPC 是放疗中度敏感肿瘤,其转移灶可能分化更差,放疗会更敏感。NPC 同时性肝转移患者生存期较短且晚期并发症严重,多不再行鼻咽部局部放疗。但也有文献报道 NPC 同时性肝转移患者单纯局部放疗与全身化疗相比,前者 2 年生存率为 20%,而后者仅为 10%。且局部放疗可减少肿瘤坏死、鼻咽部梗阻、出血、严重头痛等症状,改善患者生活质量,延长患者生存期。对于 NPC 异时性肝转移患者,在全身治疗的同时也可对肝转移病灶进行放疗。研究显示对年龄≤60 岁、肝功能无明显异常、无腹腔积液的 NPC 肝转移患者,全身化疗联合肝脏放疗可相应提高局部放射剂量,少数患者可能获得长期生存。此外,也可对 NPC 肝转移灶行精准放疗,如调强适形放疗,不会明显增加不良反应,肝内转移灶也可得到较好控制。

据报道,未分化 NPC 的肝转移患者行肝切除预后较好,五年生存率可达 40.2%。对于 NPC 肝转移患者的手术适应证,有文献提出:NPC 肝转移灶数量<3 个,局限于 1 个肝叶特别是单发的肝转移灶,如无肝外转移且原发灶已控制,无其他手术禁忌证,可行肝转移瘤切除手术。法国一项回顾性研究分析了 11 例头颈部恶性肿瘤局限性肝转移患者,其中包括 NPC,肝切除术后患者 1 年和 3 年生存率分别为 64.8%和 24.0%。国内有学者比较分析了 15 例行肝切除术与 15 例行经肝动脉化疗栓塞术(transcatheter arterial chemoembolization,TACE)治疗患者,手术组一、三、五年生存率分别达 85.7%、64.1%、40.2%,TACE 组分别为 53.5%、26.6%、20.0%;手术组患者不良反应发生率较 TACE 组低,且手术组患者最长生存期达 168.1 个月,提示手术治疗效果明显优于TACE。

近期笔者单位回顾性分析了 70 例 NPC 肝转移患者,首次采用倾向评分匹配(propensity score matching,PSM)方法,比较肝切除术联合系统治疗与单用系统治疗对预后的影响。结果显示,肝切除组患者中位生存时间(median survival time,MST)为 32.6 个月,一、三、五年生存率分别为 86.2%、37.3%和 37.3%;而系统

治疗组患者 MST 为 19.6 个月，一、三、五年生存率分别为
61.5%、12.9%和 2.9%；具有统计学差异（$P=0.008$）。多因素分
析提示，乙肝病毒感染（$P=0.036$）及肝切除术（$P=0.020$）是影响
患者预后的独立风险因素。在肝切除术患者中进一步分析显示，
肝转移灶最大直径＞5 cm 是影响总生存时间（overall survival，
OS）的独立风险因素（$P=0.012$）。在肝切除术患者中，肝内无复
发中位生存时间（intrahepatic recurrence-free survival，IHRFS）为
26.0 个月，一、三和五年的肝内无复发生存率分别为 79.8%、
28.7%和 28.7%。而在系统治疗组中，中位肝内无进展生存时间
（intrahepatic progression-free survival，IHPFS）仅为 12.8 个月，
一、三和五年的肝内无进展生存率分别为 49.0%、6.6%和 0%。
多因素回归分析显示，肝肿瘤两叶分布（$P=0.045$）和解剖性肝切
除（$P=0.039$）是影响 IHRFS 的关键因素。手术安全性方面，
2.9%患者术后发生 Clavien-Dindo 1 级或 2 级并发症，无 3 级或以
上的并发症，也没有围手术期死亡病例。因此，肝切除术也许可为
部分 NCLM 患者带来长期生存获益。

　　因 NPC 肝转移患者很少合并乙肝病毒感染，术前较少合并肝
硬化、腹腔积液，术后肝衰竭发生率低，因此建议手术方式以保证
切缘无残留的 R0 切除为主。

　　对 NPC 肝转移患者的肝脏局部病变行 TACE 治疗可提高药
物局部浓度，同时栓塞治疗能使部分肝转移瘤缺血坏死。文献报
道 31 例行 TACE 治疗的 NPC 肝转移患者，其中 TACE 辅助全身
化疗的有效率为 33.3%，单纯行 TACE 的有效率为 31.6%。也有
学者认为，由于某些 NPC 肝转移病灶血供不丰富，经 TACE 治疗
的有效率及患者平均生存期虽优于单纯行肝动脉灌注化疗，但分
析显示差异无统计学意义。

　　有研究匹配分析了 37 例肝转移灶行射频消融（radiofrequency
ablation，RFA）联合化疗与 37 例行单纯化疗的 NPC 患者，结果显
示调整后的 OS 和 PFS 风险比分别为 0.53 和 0.60。Pan 等回顾
性分析接受 RFA 治疗的 17 例患者数据，发现该方法在技术上有

效,并有可能提高生存率。Jin 等对 134 名 NPC 肝转移患者分析发现,RFA 联合化疗与单纯化疗或 RFA 相比可以实现更高的局部缓解率和总体生存率。因此,有研究提出,如 NPC 肝转移瘤最大径<5.0 cm,数目<4 个,且无肝内血管、胆管主要分支及下腔静脉侵犯的患者,建议首选 RFA 局部治疗。

NPC 肝转移患者发生腹腔积液时,可在腹腔热灌注化疗的基础上进行射频加温,使腹腔内热水温度均匀且不会产生热点及冷点;同时腹腔内的化疗药物稀释,不致因局部浓度过高而产生肠粘连。此方法可提高患者的生存时间。

七、预后与随访

NPC 远处转移患者预后分析表明,发生肝转移时与预后不良显著相关,合并不同转移部位的肝转移患者之间无显著生存差异。见表 6 - 11。

表 6 - 11　NPC 患者的随访推荐

时　间	Ⅰ级推荐	Ⅱ级推荐	Ⅲ级推荐
1~3 年(每 3~6 个月)	问诊与体格检查 鼻咽镜检查 外周血 EBV DNA 拷贝数检测 鼻咽＋颈部 MRI 胸部 CT 腹部 B 超或上腹部 CT 全身骨扫描 甲状腺功能检查(每 6~12 个月)	鼻咽部和颈部 CT(针对有 MRI 检查禁忌证患者) 胸部 X 线片 PET - CT(针对临床怀疑远处转移患者或 EBV DNA 拷贝数升高的 T4 或 N3 患者) 口腔科检查 听力、视力、吞咽、营养和功能康复评估	

（续表）

时　间	Ⅰ级推荐	Ⅱ级推荐	Ⅲ级推荐
4～5 年（每6～12 个月）	问诊与体格检查 鼻咽镜检查 外周血 EBV DNA 拷贝数检测 鼻咽＋颈部 MRI 胸部 CT 腹部 B 超或上腹部 CT 全身骨扫描 甲状腺功能检查（每6～12 个月）	鼻咽部和颈部 CT（针对有 MRI 检查禁忌证患者） 胸部 X 线片 PET - CT（针对临床怀疑远处转移患者或 EBV DNA 拷贝数升高的 T4 或 N3 患者） 口腔科检查 听力、视力、吞咽、营养和功能康复评估	
5 年以上（每 12 个月）	问诊与体格检查 鼻咽镜检查 外周血 EBV DNA 拷贝数检测 鼻咽＋颈部 MRI 胸部 CT 腹部 B 超或上腹部 CT 全身骨扫描 甲状腺功能检查（每6～12 个月）	鼻咽部和颈部 CT（针对有 MRI 检查禁忌证患者） 胸部 X 线片 PET - CT（针对临床怀疑远处转移患者或 EBV DNA 拷贝数升高的 T4 或 N3 患者） 口腔科检查 听力、视力、吞咽、营养和功能康复评估	

NPC 患者建议治疗后 1～3 年每 3～6 个月、4～5 年每 6～12 个月、5 年以上每 12 个月进行随访观察（表 6 - 11）。建议将外周血 EBV DNA 拷贝数检测纳入随访,研究表明其持续升高与肿瘤复发及预后不良显著相关。如果临床怀疑肿瘤发生局部区域淋巴结或远处器官转移,可以考虑行 PET - CT。治疗后随访需要注意筛查常见的早期第二原发肿瘤,由于 NPC 患者大多有吸烟、酗酒的习惯,每年有 3%～5% 发生第二原发肿瘤,因此治疗后随访需检查整个上消化道。推荐定期检查甲状腺功能以防止甲状腺功能

减退,同时定期进行牙齿功能的检查。推荐有条件的患者定期接受听力、视力、吞咽、营养等功能评估,并积极接受康复治疗。

(冯　韵)

参考文献

[1] Chua MLK, Wee JTS, Hui EP, et al. Nasopharyngeal carcinoma[J]. Lancet, 2016, 387(10022): 1012 - 1024.

[2] Lee HM, Okuda KS, González FE, et al. Current Perspectives on Nasopharyngeal Carcinoma[J]. Adv Exp Med Biol, 2019, 1164: 11 - 34.

[3] Bray F, Ferlay J, Soerjomataram I, et al. Global cancer statistics 2018: GLOBOCAN estimates of incidence and mortality worldwide for 36 cancers in 185 countries[J]. CA Cancer J Clin, 2018, 68(6): 394 - 424.

[4] Wei KR, Zheng RS, Zhang SW, et al. Nasopharyngeal carcinoma incidence and mortality in China in 2010[J]. Chin J Cancer, 2014, 33 (8): 381 - 387.

[5] Foo KF, Tan EH, Leong SS, et al. Gemcitabine in metastatic nasopharyngeal carcinoma of the undifferentiated type[J]. Ann Oncol, 2002, 13(1): 150 - 156.

[6] Ahmad A, Stefani S. Distant metastases of nasopharyngeal carcinoma: a study of 256 male patients[J]. J Surg Oncol, 1986, 33(3): 194 - 197.

[7] Pan C, Tao Y, Zhao M, et al. Comparative serum proteomic analysis involving liver organ-specific metastasis-associated proteins of nasopharyngeal carcinoma[J]. Exp Ther Med, 2012, 3(6): 1055 - 1061.

[8] Qu W, Li S, Zhang M, et al. Pattern and prognosis of distant metastases in nasopharyngeal carcinoma: A large-population retrospective analysis[J]. Cancer Med, 2020, 9(17): 6147 - 6158.

[9] Lee AW, Ng WT, Chan YH, et al. The battle against nasopharyngeal cancer[J]. Radiother Oncol, 2012, 104(3): 272 - 278.

[10] Ahn MJ, D'Cruz A, Vermorken JB, et al. Clinical recommendations for defining platinum unsuitable head and neck cancer patient

populations on chemoradiotherapy: A literature review[J]. Oral Oncol, 2016, 53: 10 - 16.

[11] Peng G, Wang T, Yang KY, et al. A prospective, randomized study comparing outcomes and toxicities of intensity-modulated radiotherapy vs. conventional two-dimensional radiotherapy for the treatment of nasopharyngeal carcinoma[J]. Radiother Oncol, 2012, 104(3): 286 - 293.

[12] Li XY, Chen QY, Sun XS, et al. Ten-year outcomes of survival and toxicity for a phase Ⅲ randomised trial of concurrent chemoradiotherapy versus radiotherapy alone in stage Ⅱ nasopharyngeal carcinoma[J]. Eur J Cancer, 2019, 110: 24 - 31.

[13] Guo Q, Lu T, Lin S, et al. Long-term survival of nasopharyngeal carcinoma patients with Stage Ⅱ in intensity-modulated radiation therapy era[J]. Jpn J Clin Oncol, 2016, 46(3): 241 - 247.

[14] Lee AW, Tung SY, Chua DT, et al. Randomized trial of radiotherapy plus concurrent-adjuvant chemotherapy vs radiotherapy alone for regionally advanced nasopharyngeal carcinoma[J]. J Natl Cancer Inst, 2010, 102(15): 1188 - 1198.

[15] Tang LQ, Chen DP, Guo L, et al. Concurrent chemoradiotherapy with nedaplatin versus cisplatin in stage Ⅱ - ⅣB nasopharyngeal carcinoma: an open-label, non-inferiority, randomised phase 3 trial [J]. Lancet Oncol, 2018, 19(4): 461 - 473.

[16] You R, Sun R, Hua YJ, et al. Cetuximab or nimotuzumab plus intensity-modulated radiotherapy versus cisplatin plus intensity-modulated radiotherapy for stage Ⅱ - Ⅳ b nasopharyngeal carcinoma[J]. Int J Cancer, 2017, 141(6): 1265 - 1276.

[17] Ribassin-Majed L, Marguet S, Lee AWM, et al. What is the best treatment of locally advanced nasopharyngeal carcinoma? an individual patient data network meta-analysis[J]. J Clin Oncol, 2017, 35(5): 498 - 505.

[18] Sun Y, Li WF, Chen NY, et al. Induction chemotherapy plus concurrent chemoradiotherapy versus concurrent chemoradiotherapy alone in locoregionally advanced nasopharyngeal carcinoma: a phase 3, multicentre, randomised controlled trial[J]. Lancet Oncol, 2016, 17(11): 1509 - 1520.

[19] Chen L, Hu CS, Chen XZ, et al. Adjuvant chemotherapy in patients with locoregionally advanced nasopharyngeal carcinoma: Long-term results of a phase 3 multicentre randomised controlled trial[J]. Eur J Cancer, 2017, 75: 150 - 158.

[20] Au E, Ang P T. A phase Ⅱ trial of 5-fluorouracil and cisplatinum in recurrent or metastatic nasopharyngeal carcinoma [J]. Ann Oncol, 1994, 5(1): 87 - 89.

[21] Zhang L, Huang Y, Hong S, et al. Gemcitabine plus cisplatin versus fluorouracil plus cisplatin in recurrent or metastatic nasopharyngeal carcinoma: a multicentre, randomised, open-label, phase 3 trial[J]. Lancet, 2016, 388(10054): 1883 - 1892.

[22] Ji JH, Korean Cancer Study Group (KCSG), Yun T, et al. A prospective multicentre phase Ⅱ study of cisplatin and weekly docetaxel as first-line treatment for recurrent or metastatic nasopharyngeal cancer (KCSG HN07 - 01) [J]. Eur J Cancer, 2012, 48(17): 3198 - 3204.

[23] Ma BBY, Lim WT, Goh BC, et al. Antitumor activity of nivolumab in recurrent and metastatic nasopharyngeal carcinoma: an international, multicenter study of the mayo clinic phase 2 consortium (NCI - 9742) [J]. J Clin Oncol, 2018, 36(14): 1412 - 1418.

[24] Tian YM, Zeng L, Wang FH, et al. Prognostic factors in nasopharyngeal carcinoma with synchronous liver metastasis: a retrospective study for the management of treatment[J]. Radiat Oncol, 2013, 8: 272.

[25] Ong YK, Heng DM, Chung B, et al. Design of a prognostic index score for metastatic nasopharyngeal carcinoma[J]. Eur J Cancer, 2003, 39(11): 1535 - 1541.

[26] Huang J, Li Q, Zheng Y, et al. Partial hepatectomy for liver metastases from nasopharyngeal carcinoma: a comparative study and review of the literature[J]. BMC Cancer, 2014, 14: 818.

[27] Adam R, Chiche L, Aloia T, et al. Hepatic resection for noncolorectal nonendocrine liver metastases: analysis of 1, 452 patients and development of a prognostic model[J]. Ann Surg, 2006, 244(4): 524 - 535.

[28] Goéré, D, Elias D. Resection of liver metastases from non-colorectal non-endocrine primary tumours[J]. Eur J Surg Oncol, 2008, 34(3):

281－288.

[29] Feng Y, Zhao YM, Li WW, et al. Hepatic resection prolongs overall survival in the selected patients with nasopharyngeal carcinoma liver metastases[J]. Eur J Surg Oncol, 2022, 48(10): 2202－2211.

[30] Peng C, Zhou C, Li G, et al. Hepatic artery infusion pump for nasopharyngeal carcinoma with liver metastasis [J]. Clin Exp Metastasis, 2020, 37(2): 333－339.

[31] Strohmeyer T, Haugeberg G, Lierse W. Angioarchitecture and blood supply of micro- and macrometastases in human livers. An anatomic-pathological investigation using injection-techniques [J]. J Hepatol, 1987, 4(2): 181－189.

[32] Li W, Bai Y, Wu M, Shen L, et al. Combined CT-guided radiofrequency ablation with systemic chemotherapy improves the survival for nasopharyngeal carcinoma with oligometastasis in liver: Propensity score matching analysis [J]. Oncotarget, 2017, 8(32): 52132－52141.

[33] Pan C, Wu P, Yu J, et al. CT-guided radiofrequency ablation prolonged metastatic survival in patients with liver metastases from nasopharyngeal carcinoma[J]. Int J Hyperthermia, 2011, 27(6): 549－554.

[34] Jin Y, Cai YC, Cao Y, et al. Radiofrequency ablation combined with systemic chemotherapy in nasopharyngeal carcinoma liver metastases improves response to treatment and survival outcomes [J]. J Surg Oncol, 2012, 106(3): 322－326.

[35] Tsoulfas G, Pramateftakis MG. Management of rectal cancer and liver metastatic disease: which comes first? [J]. Int J Surg Oncol, 2012, 2012: 196908.

[36] Schwarz C, Kaczirek K, Bodingbauer M. Liver resection for non-colorectal metastases[J]. Eur Surg, 2018, 50(3): 113－116.

[37] Lin JC, Wang WY, Chen KY, et al. Quantification of plasma Epstein-Barr virus DNA in patients with advanced nasopharyngeal carcinoma [J]. N Engl J Med, 2004, 350(24): 2461－2470.

[38] Chan AT, Lo YM, Zee B, et al. Plasma epstein-barr virus DNA and residual disease after radiotherapy for undifferentiated nasopharyngeal carcinoma[J]. J Natl Cancer Inst, 2002, 94(21): 1614－1619.

一、概述

胆囊癌是胆道系统常见恶性肿瘤之一。近年来,其发病率有逐年上升的趋势。胆囊因为其特殊的解剖位置,所以进展期胆囊癌更加容易直接浸润肝脏及发生肝转移。胆囊癌起病隐匿,早期缺乏特异的临床症状,故确诊时多属晚期,术后五年生存率<5%。胆囊癌的早期诊断和根治性手术是改善患者预后的关键,而放疗、化疗效果不佳。肝脏是胆囊癌最常见的转移部位,65%~95%的胆囊癌在病程中会发生肝转移。胆囊癌肝转移(gallbladder carcinoma with liver metastasis,GLM)的治疗方法较多,其中外科手术治疗被认为是唯一有望根治的方法,也是治疗的首选方案。然而胆囊癌肝转移患者通常伴有淋巴结广泛转移或远处转移,从而失去获得根治性切除的机会,大大影响了患者的预后。

在消化系统恶性肿瘤中,胆囊癌发病率位居第 5 位,而在胆道恶性肿瘤中,胆囊癌最为常见。其中 90%的胆囊癌是腺癌,胆囊癌的发生率约为 1/10 万人年,并有逐年增加的趋势。60%~80%的胆囊癌患者伴有胆囊结石。数目多、直径大、体积大、胆固醇性/混合性结石和结石时间长都是重要的危险因素。在国内的文献报道中,胆囊癌的发病率与胆囊结石的发病率相一致。胆囊结石、胆囊功能紊乱、慢性感染和炎症是胆囊癌的高危因素。多数患者存在多重危险因素，这些因素相互作用促使胆囊癌的发生。

胆囊癌是一种恶性程度很高且预后较差的肿瘤，确诊时常累及邻近器官。肝脏由于其特殊的解剖关系，容易被累及，有学者报道：34％的胆囊癌在确诊时已累及肝脏；而在整个胆囊癌疾病过程中，65％～95％的患者发生肝脏转移。

二、转移途径

胆囊癌易发生肝转移与其淋巴和静脉回流特点有关。一部分胆囊静脉分支直接汇入肝静脉内，从而发生肝转移，这就是早期胆囊癌也应行Ⅳb和Ⅴ段肝切除的理论根据。胆囊由于邻近胆管、门静脉、肝脏、十二指肠和结肠而处于一个敏感区域，使肿瘤易早期转移，手术切除和影像学诊断存在一定困难。

1. 静脉回流　胆囊静脉位于胆囊与肝之间的疏松结缔组织内，2～20支小静脉最后经胆囊窝直接终止于肝床部分的肝实质或汇合成1～2支后入肝，终止于肝静脉或Ⅴ、Ⅷ段的门静脉干。

2. 淋巴途径　从解剖学上，胆囊癌淋巴结转移有3个途径。① 胆囊-胰-十二指肠-胰后途径，从肝十二指肠韧带右侧走向胰头后方。② 胆囊-腹腔动脉途径，经肝十二指肠韧带走向左侧至肝总动脉周围及腹腔干周围，包括左、右侧内在的淋巴管引流。③ 胆囊肠系膜上动脉途径，肝十二指肠韧带的内在淋巴引流至胰腺后肠系膜上动脉起始部周围的淋巴结。

3. 直接侵犯　胆囊壁由单层柱状上皮构成（＜3 mm），黏膜层较薄，且肌层和浆膜层也非常薄。菲薄且不连续的肌层，缺乏黏膜肌层和黏膜下层，使肿瘤呈现早期侵犯的特点。缺乏浆膜层的区域，胆囊直接紧贴肝脏，出现早期肝脏侵犯。据报道，当癌灶侵犯胆囊浆膜或累及周围脏器，静脉、淋巴浸润的发生率明显增加，胆囊癌肝转移率也明显增高。

三、病理特点

胆囊癌的病理发病过程分为 3 种。最常见的易发因素依次为胆囊结石、胆胰管合流异常和胆囊息肉。胆囊腺瘤-癌变常见于胆囊息肉患者,发生率不足 1%。多数胆囊息肉(95%)并不发生恶性变。当胆囊息肉较大(直径>1 cm)时、回声不均、高度/宽度<0.8、快速生长、胆囊壁不均匀、血供丰富和出现症状时,则易恶性变。

胆囊癌最常见的组织学类型是腺癌,占胆囊肿瘤的 98%,其中 2/3 为中度或低度分化,浸润型腺癌占 65%。多数胆囊癌起源于胆囊底(60%),胆囊体占 30%,胆囊颈占 10%。肝脏和胆囊由于其特殊的解剖关系,更易被累及。胆囊癌肝转移的部位有一定的倾向性。研究发现:胆囊癌的肝转移首先是通过肝内门静脉的第三分支进入 S4、S5 肝段。在胆囊癌发生肝转移时有 61.5%(40/65)的可能性出现在 S4、S5 肝段。如果转移癌灶仅位于一个肝段,则位于 S4、S5 段的可能性将高达 92%(12/13),随着肝转移肝段数的增加,转移至 S4、S5 以外肝段的可能性亦增加,提示胆囊癌肝转移的早期转移的范围多局限在 S4、S5 段。

分子生物学研究发现,突变进行性累积最终导致恶性变。常见的基因突变:癌基因、抑癌基因、促基突变因的微卫星不稳性和甲基化等。胆囊癌患者的显性突变位于 $p53$ 基因。在多数研究中,50%以上的胆囊癌患者中 $p53$ 免疫染色阳性。对 $p53$ 的外显子 5~8 进行研究,发现胆囊癌中点突变率为 31%~70%。此外,58%~92%的胆囊癌患者发生 17p13 缺失($p53$ 的染色体部位)。但两种突变的确切位点可能并不相同。$Kras$ 突变见于 40%~50%的胆囊癌患者,尤其常见于胆胰管合流异常患者。$p21$ 突变见于 28%的胆囊癌患者,且提示预后不佳,尤其是 $p53$ 和 $p27$ 突变并存时预后更差。$p16$ 失活见于 41%的胆囊癌患者,且提示预后不佳。胆囊癌患者中 10%出现微卫星灶不稳定,且在发育不良和肿瘤邻近组织内均发现这一情况。

四、临床表现及诊断方法

（一）临床表现

由于早期胆囊癌的临床症状缺乏特异性，通常表现为胆囊结石、慢性胆囊炎的临床特点，临床上易被忽视。胆囊癌肝转移通常提示已处于胆囊癌的进展期，疼痛、黄疸、食欲减退、体重下降和胆囊肿块是进展期胆囊癌的特点。如果胆囊癌出现上述症状，则预后相对不佳。因此，早期发现对于改善胆囊癌预后是最重要的一环。

（二）影像学表现

影像学检查在胆囊疾病诊断和分期、随访中起着重要的作用。胆囊癌有三种常见放射学表现：胆囊窝肿块（40％～65％）、局部或弥散型胆囊壁增厚（20％～30％）和息肉样病灶（15％～25％）。胆囊窝型通常伴有胆囊结石，是一种进展期胆囊癌的类型。胆囊壁增厚通常被忽视，或被误诊为单纯性胆囊炎。息肉样肿瘤通常为高度分化，多可手术切除，预后相对较好。

1. 超声检查　对胆囊癌的诊断率最高，诊断准确率一般在80％左右。胆囊癌超声诊断类型有 4 型：Ⅰ 型为隆起型；Ⅱ 型为壁厚型；Ⅲ 型为混合型；Ⅳ 型为实块型。在怀疑胆囊癌的患者中，超声可以发现胆囊结石、瓷胆囊、侵犯肝脏等周围脏器、血管侵犯、胆道扩张、淋巴结转移和腹水等情况。如果胆囊壁厚度＞3 mm，且超声造影动脉期增强，应引起重视。但是 B 超检查受仪器及操作者技术影响较大。B 超检查的敏感性易受胃肠胀气、腹壁脂肪肥厚、胆囊充盈状态的影响，当合并胆囊结石和急性胆囊炎时，胆囊癌往往容易漏诊。

2. CT、MRI 及 PET - CT 诊断　胆囊癌敏感性 CT 不如 B

超,但其诊断正确率明显优于 B 超,且能提供周围浸润与淋巴结扩散范围的信息,对胆囊癌的分期诊断有参考价值。CT 检查对胆囊癌的形态、部位、大小、良恶性的区别及肝脏和淋巴结转移方面有着良好的优势。胆囊癌的 CT 表现为肿块型、腔内型和厚壁型。CT 是发现早期病灶的重要工具,用于评估肿瘤对周围组织的侵犯情况(尤其是门静脉和肝动脉),准确进行分期。应用多排螺旋 CT 增加了病灶的鉴别诊断能力,应当作为继超声检查之后的进一步检查方法。然而,CT 通常很难发现肝脏的微小转移灶和腹膜转移灶。MRI 诊断的准确率为 84.9%~90.4%。磁共振胰胆管成像可清晰显示胰胆管解剖关系,显示胆管梗阻的灵敏度为 91%~100%,准确度>90%。动态增强 MRI 联合血管成像可明确肿瘤大小、肝脏侵犯程度、血管侵犯、腹腔淋巴结转移及远处转移等,因此,MRI 是发现肝外胆道侵犯、血管和肝脏受侵的重要手段,甚至可以发现肝脏的微小转移灶,相较 CT 更具有优势。PET-CT 扫描在评估淋巴结侵犯、远处转移和术后肿瘤残留方面更好、更全面。PET 检查对胆囊癌灵敏度高,可发现胆囊癌早期病变,检出最大径≤1.0 cm 的转移淋巴结和转移病灶。当 CT 或 MRI 检查有可疑发现时,建议行 PET-CT 检查。

3. 超声内镜(EUS) 诊断早期胆囊癌的重要工具,与 CT 扫描相比,可以更准确地进行分期,通过细针穿刺活检来直接获取胆囊和淋巴结组织。EUS 还可以发现和评估胆管梗阻的情况。对于无法手术切除的胆囊癌患者是明确诊断的一项重要手段。

(三) 肿瘤标志物

CA199 是 1979 年由 Koprowski 首先用人结肠癌株免疫小鼠所获得的。目前,CA199 已成为临床上广泛应用的肿瘤标志物之一。在发生消化道恶性肿瘤,特别是胆、胰癌时,血清 CA199 常有较明显的升高。CA199 不仅可作为胆囊癌诊断辅助指标,更重要的是可作为胆囊癌的治疗、动态观察及预后评价的指标。但是,CA199 并非为胆囊癌特异性抗原。因此,CA199 升高必须结合其他影像学检查来诊断胆囊癌。

癌胚抗原(CEA)为一种糖蛋白,偶见于成人正常上皮细胞及良性上皮性肿瘤,而在多数消化道肿瘤组织中呈高表达。癌相关黏液抗原(CA50)为目前新发现的一种分布于细胞膜的肿瘤相关抗原,消化道恶性肿瘤中含量很高,而正常组织中含量极少。CEA和CA50检测可作为胆囊腺瘤恶性变和胆囊癌早期诊断的一项辅助指标。

随胆囊癌病程的进展,CA199、CA50和CEA的血清表达水平都有逐步增高趋势,尤其以前二者明显。在临床实践中也发现,术前标志物水平高的患者,肿瘤切除后其水平也随之降低,说明肿瘤标志物水平可能与肿瘤负荷相关。监测肿瘤标志物水平变化可能对评估胆囊癌的治疗及预后有帮助,但需进一步掌握大量长期随访的资料才能客观地评价。

(四) 鉴别诊断

晚期胆囊癌侵犯肝脏或发生肝脏转移需与原发性肝癌侵犯胆囊、肝门胆管癌侵犯胆囊附近肝脏等疾病相鉴别。特别是侵犯胆囊的肝细胞癌可在肝门部和肝十二指肠韧带上出现大块的淋巴结转移,类似晚期胆囊癌的淋巴结转移。晚期胆囊癌,特别是发生在胆囊颈部的胆囊癌侵犯肝门或通过高位淋巴结转移阻塞胆管,临床表现类似肝门部胆管癌。还有原有胆囊癌已经行手术切除,术后肿瘤的局部复发并引起肝门部胆管梗阻等,这些都会使鉴别诊断发生困难。

五、治疗推荐

对于无法手术切除的胆囊癌肝转移的治疗,首选系统治疗,首选方案为GP(吉西他滨+顺铂)方案或临床试验。对于初始治疗方案进展后,可以考虑首选FOLFOX方案化疗。

(一) 外科手术

外科切除仍是胆囊癌治疗首选。手术方式取决于肿瘤分期、局部侵犯情况和患者一般情况。

1. 胆囊癌肝转移的扩大胆囊癌根治术治疗 胆囊癌肝转移如采取姑息性治疗效果较差，而行手术治疗已被大多数学者接受，并认为是唯一可能达到根治的治疗方法。在最初胆囊癌根治术用于治疗胆囊癌肝转移时，仅适用于肝转移灶较小、单发或多发位于肝脏一侧的患者。随着肝脏外科手术技术的提高以及对疾病认识程度的加深，手术治疗的指征也随之扩大。由于胆囊癌肝转移时，胆囊癌多已处于进展期(T3 或 T4 期)，因此建议行扩大性根治术。但是对于胆囊癌肝转移时肝切除的范围，各家报道不尽相同，术后效果也参差不齐，均缺乏严格的对照研究。

扩大胆囊癌切除的手术禁忌证主要是手术无法获取根治的进展期胆囊癌，如伴有重要脏器功能不全，凝血机制障碍，肝脏左右叶多发性肝转移，大量腹水，多发性腹膜转移，肝十二指肠韧带广泛受累，大血管包裹或闭塞或远处转移。对腹主动脉旁淋巴结转移是否作为扩大切除的禁忌证尚未统一。结肠、十二指肠或肝脏的直接受侵犯已经不是手术的绝对禁忌证。

综合国内外的相关文献和自身的诊疗经验，我们建议：单纯经胆囊床直接浸润者切除 2~3 cm 的胆囊肝组织，血管淋巴浸润者切除转移灶周围 2 cm 肝组织。术中对切缘作冰冻病理检查，尽量做到 R0 切除。对于无法获得 R0 切除的患者，尽量行 R1 切除，因为 R1 切除的术后效果远优于姑息性手术。目前的肝切除方式主要有胆囊床肝脏切除、肝段切除、右半肝和右三叶切除。随着外科手术技术和围术期治疗方案的不断进步，如果有希望获得切缘阴性的根治性切除，可行扩大性肝脏切除和联合脏器切除。合理切除范围的关键是术中要准确判断肿瘤切缘和患者耐受程度。

对于胆囊癌肝转移患者应尽可能做到完整切除肿块，镜下及肉眼无肿瘤，具体可按肿瘤侵犯胆囊周围组织的情况分为肝脏型、胆道型、肝胆型和其他型,分别予以相应的手术方法处理。只要患者能耐受手术,肿瘤切除后所保留的功能性肝实质不致术后发生肝衰竭,应争取手术治疗。对胆囊癌肝转移或侵及邻近消化道脏器的患者,仅行标准胆囊癌根治术效果不好,这主要是由于手术切除范围不够。当胆囊癌侵及肝实质 2 cm 以上时,标准根治术行胆囊床局部楔状切除不能将胆囊周围的隐匿转移灶完整去除,对此类患者应在根治术的基础上行胆囊癌扩大根治术,如根据具体情况加做肝脏Ⅳb、Ⅴ或Ⅳb、Ⅴ、Ⅵ的肝段切除术,以及扩大右半肝或肝右三叶切除术。对淋巴结局限于肝十二指肠韧带、术后病理检查无癌残留的患者可获得较好的效果。但鉴于肝段、肝叶规则性大范围切除操作困难,术后易发生肝功能衰竭,有些学者仍提倡局部不规则切肝,但切除范围要大,以确保肝切缘无癌残留。

通常所谓的扩大切除术基本是指在清扫肝十二指肠韧带淋巴结、胰十二指肠后上淋巴结、腹腔动脉周围淋巴结和腹主动脉下腔静脉淋巴结的同时,做肝中叶、扩大的右半肝或肝三叶切除,仅做右半肝切除是不合适的。目前有人加做邻近的浸润转移脏器的切除,甚至加做胰头十二指肠切除术。扩大根治术主要的困难并不在于肿瘤局部侵犯器官的切除难度,而在于受累淋巴结的彻底性清扫,即使将肿瘤整块切除,做到切缘无癌残留,若有远处淋巴结转移,并不能称为根治术。这些手术创伤大、并发症多、病死率高,对已属晚期的癌肿患者应该谨慎选择。

对于淋巴结清扫的范围,因为胆囊淋巴循环的特殊性,绝大多数胆囊癌肝转移患者都有淋巴结转移。Shirai 等报道,淋巴结转移率为 90%,国内相关文献报道为 80.6%。因此,施行根治手术时必须清扫淋巴结。淋巴结清扫范围包括胆囊淋巴结、肝十二指肠韧带淋巴结、腹腔干周围和胰头后淋巴结,必要时包括腹主动脉旁淋巴结。淋巴结切缘也应常规做冰冻病理检查,以明确有无癌残留。研究证明,许多病例的复发均由淋巴结切缘肿瘤残留所引起。在手术过程中,肝十二指肠韧带淋巴结清扫最为重要,因为其是最常见的转移部位。肝门区融合性淋巴结转移团块,若与门静脉间尚有间隙，未直接浸润，仍可解剖剥离，可扩大手术切除范围，有望达到根治性切除目的。

2. 不能切除的胆囊癌肝转移的外科治疗　胆囊癌肝转移方式多样，有些情况下无法行根治手术，如肝内转移灶广泛、转移灶过大或侵犯肝门、肝转移合并其他脏器广泛转移、全身状况较差，不能耐受手术、合并肝硬化等。但是若术中发现因肿瘤周围重要结构受侵或广泛转移无法达到根治，如患者条件许可，首先考虑非治愈性切除，以便下一步的治疗；其次为内外引流术等姑息手术治疗。目前亦有文献报道引流术和/或胃肠吻合术虽能减轻黄疸和上消化道梗阻症状，但不能延长生存期。在无法根治的晚期胆囊癌中施行非治愈性切除可获得相对较好的生存率。

不能切除的原发性胆囊癌的其他治疗方法有多种，主要有：经股动脉穿刺插管肝动脉化疗栓塞、经皮 B 超引导下无水乙醇注射等。对于术中发现不能切除的胆囊癌肝转移时，可采用动脉插管和/或肝动脉选择结扎，也可联合应用门静脉插管化疗，放入皮下埋置式化疗泵。术中病灶微波固化、冷冻治疗等亦可考虑。对于合并肝门胆管受侵所致的梗阻性黄疸，应积极采取多种方式引流术以减轻痛苦，提高生存质量。

（二）新辅助治疗及转化治疗

近年来，许多临床研究从胆囊癌的辅助化疗、一线化疗，再到二线化疗方面进行了探索，改变了胆囊癌的治疗现状。晚期胆囊癌，特别是胆囊癌肝转移的新辅助治疗和转化治疗，越来越成为提高胆囊癌整体治疗效果的重要手段。新版指南提出了新辅助治疗的建议和化疗方案，即在以下 3 种情况。① 术后发现的意外胆囊癌，胆囊管淋巴结阳性；② 胆囊癌合并黄疸，经术前评估可切除者；③ 局部进展期胆囊癌（胆囊癌侵犯肝脏和/或淋巴转移）可以手术切除的。在这些情况下可考虑新辅助化疗。新辅助化疗方案可选择以氟尿嘧啶为基础或吉西他滨为基础的化疗方案。目的是经过化疗后降期，提高 R0 切除率，降低术后复发率，同时可以筛选病例,排除肿瘤进展过快的患者,避免无效的探查手术。这也体现了肿瘤综合治疗的理念。现有胆囊癌新辅助化疗后进行根治性切除的很多报道,也证实了新辅助化疗的可行性。研究显示,进展期胆囊癌患者采用吉西他滨＋顺铂/奥沙利铂行新辅助化疗,总化疗有效率为 67.5%,手术切除的患者 46% 切缘达到 R0,手术治疗组中位生存期显著高于未手术组,无进展生存期分别为 25.8、5.6个月。

对初始无法切除的进展期胆囊癌患者行转化化疗后,在没有扩大手术范围的情况下 50% 的患者达到了 R0 切除,五年生存率＞40%。印度一项回顾性研究共纳入 21 例经术前评估无法手术切除的进展期胆囊癌患者,经吉西他滨和 5 - FU 转化化疗 3～6周期后,其中 14 例(66.7%)患者进行了根治性手术,切缘为 R0(1组),7 例患者无法手术切除(2 组),1 组和 2 组术后生存期分别为42.8、6.6 个月。这些研究都表明术前转化化疗能使部分患者从中获益。

由于胆囊癌早期诊断困难,临床上面对的大多数是进展期胆囊癌,如何提高该类患者的疗效是我们面临的主要问题。如何使无法手术切除的进展期胆囊癌患者经过治疗降期,从而获得根治性手术切除,是提高胆囊癌整体预后的关键。新辅助化疗及转化治疗在肠癌肝转移等肿瘤已取得良好效果,相信随着胆囊癌化疗疗效的进一步提升,新辅助化疗及转化化疗对胆囊癌患者特别是进展期患者的预后改善意义更大。

(三) 辅助性化疗和放疗

胆囊癌肝转移患者已出现局部或区域转移的情况,处于疾病的进展期。因此在进展期胆囊癌患者行根治性切除术后非常有必要行辅助性化疗,尤其适合于非 R0 切除的患者。然而,相关的 II 期临床试验非常少。最近的一些 II 期临床试验联合吉西他滨、卡培他滨、顺铂和伊立替康多种药物进行对比研究,结果各不相同,但均提示行根治性切除术的患者并不能从术后辅助性化疗中获益,对整体生存率无明显影响,且存在明显的个体差异。因此,需对化疗药物的个体选择进行进一步的研究。目前推荐吉西他滨＋顺铂作为胆囊癌肝转移术后的标准化学治疗方案。

目前,关于胆囊癌行辅助性放疗的研究相对较少。研究发现辅助性放疗在局部侵犯和肝脏受侵犯的患者中可以获益。新版指南对于不可切除胆囊癌患者治疗方案增加了 EBRT 同步氟尿嘧啶化疗;增加了放疗选项。当使用 EBRT、IMRT(适形调强放疗)和 SBRT(立体定向放疗)时强烈建议使用图像引导放疗以提高治疗精确性,并减少治疗相关毒性。对于可切除的胆囊癌患者,新版指南建议手术切除后使用常规三维适形放疗或 IMRT 进行 EBRT治疗。放疗靶区包括局部引流淋巴结和瘤床。对于不能切除的胆囊癌,无论任何部位的肿瘤,都适于放疗(三维适形放疗、IMRT 或SBRT)。

(四) 精准分子靶向及免疫治疗

近年来,胆囊癌的分子靶向治疗、免疫治疗也取得了令人鼓舞的结果。未来胆囊癌的化疗结合靶向治疗及免疫治疗有望为胆囊癌患者带来更大生存获益。

精准医疗是以患者肿瘤的基因组信息,结合蛋白水平和其他肿瘤特性,为患者进行诊断和定制最佳治疗方案,是以个体化治疗为基础发展起来的新型医学理念与医疗模式。生物医学及生物信息学研究的兴起使得对肿瘤患者进行精准诊断和个体化治疗成为可能。最近,对肿瘤生长有关的分子机制进行深入研究,以期开发出特异性的分子靶向治疗药物,表皮生长因子靶向受体、抗血管生成因子和 MEK 抑制剂均有希望成为治疗靶点。多分子靶向治疗有协调抗肿瘤作用,与单一因子治疗相比效果更好、耐受性更佳。单因子靶向治疗联合化学治疗可能比单纯化疗更加有效。靶免联合化疗在转化治疗中的价值越来越得到体现,但目前仍需大范围临床试验验证。

新版指南首次建议对不可切除的胆囊癌进行微卫星不稳定性（MSI）检测，新增了一个治疗选项：帕姆单抗用于 MSI - H 的肿瘤。帕姆单抗是一种针对 PD - 1/PD - L1 通路的单克隆抗体，靶向 PD - 1 的单克隆抗体可以阻断 PD - 1 与配体 PD - L1 的相互结合，从而使 T 细胞可以攻击肿瘤，行使抗肿瘤免疫功能。有限的临床试验数据支持在这种情况下（无法切除的肿瘤）使用帕姆单抗。MSI 现在已经被公认为是恶性肿瘤形成的一个新机制，人们越来越关注 MSI 在恶性肿瘤中的临床应用价值。美国 FDA 于 2017 年 5 月 23 日批准默沙东的 PD - 1 单抗 Keytruda 于微卫星不稳定性高或错配修复缺陷实体瘤的治疗，成为首个按基因变异而非组织分类的抗肿瘤药物。其在涉及 149 例患者、15 种肿瘤的临床试验中，客观缓解率（ORR）为 39.6%，其中直肠癌为 36%，其他 14 种癌症为 46%。有研究显示，胆道系统的胆囊癌和肝外胆管癌有 5% 为 MSI - H。其他正在研究的靶向抑制剂包括 EGFR 抑制剂、血管内皮生长因子（VEGF）抑制剂、HER - 2 抑制剂、IDH - 1 抑制剂及 MEK 抑制剂等。

由于胆道肿瘤的解剖部位各异及高度的异质性，肿瘤突变的靶点和频率在肝内胆管细胞癌、肝外胆管癌和胆囊癌有着显著不同的发生率，靶向治疗的结果并非完全令人满意。但靶向治疗已经崭露头角，激励着研究者继续努力细化胆道肿瘤解剖、分子、基因分型，开展临床试验寻找靶向治疗的敏感人群，从而为罹患胆囊癌这类复杂而异质的肿瘤患者定制治疗方案。

（五）其他对症治疗

胆囊癌肝转移患者多处于进展期、无法根治性切除，同期伴发的症状包括：瘙痒、胆管炎、疼痛和胃肠道梗阻等。在合并肝外胆管侵犯发生梗阻的患者中，需要评估梗阻的部位和性质，胆管梗阻的程度和有无胆管炎。对胆道进行影像学检查，评估手术的可行性和胆道引流的最佳模式。由于胆囊癌肝转移患者胆管梗阻、十二指肠受侵犯发生率较多，且 ERCP 存在逆行感染等风险，因此临床更倾向于 PTCD 治疗。最近的一项研究表明,在胆囊癌侵犯肝门部的患者中经皮经肝胆道引流效果更好、并发症发生率更低。金属支架在预期生存时间超过 3 个月的患者中效果更好。通过放置十二指肠金属支架或鼻肠营养管来缓解胃肠道梗阻症状,必要时行镇痛治疗。在胆管明显扩张的患者中,胆道引流后胆管内压力下降,也有缓解疼痛的作用。

六、预后及展望

胆囊癌肝转移患者处于肿瘤进展期,预后不佳。能否根治性切除是影响预后的最重要因素。此外,肿瘤大小、侵犯深度和淋巴结转移均为预后的影响因素。肿瘤大小和侵犯深度与其他预后因素之间存在高度相关性。在组织学方面,低度分化、神经或血管侵犯、GLUT-1 表达、$p53$、$p21$、$p16$ 和 $p27$ 基因突变提示预后较差。

胆囊癌肝转移的治疗需要外科医生、肿瘤科医生、放射科医生、病理科医生和分子生物学家协同攻克胆囊癌未解决的诊疗难题,共同努力明确胆囊癌肝转移的发病机制和制定相应的治疗策略,在高危人群中预防性筛查和癌前病变检测有助于早期发现胆囊癌。在研究新型化学治疗药物的同时,探索分子靶向治疗及免疫治疗的效果甚至多种药物联合治疗,最终为胆囊癌肝转移患者制定最佳的、系统化、个体化治疗方案。未来,在提高胆囊癌患者存活率方面的主要进展,不是来自扩大的根治术式,而是对肿瘤的有效预防、早期发现或对其基础研究带来的新的治疗手段。对胆囊癌的分子生物学、诊治方法研究的不断深入,特异性肿瘤标志物检测的不断完善,将有助于提高早期诊断率。胆囊癌的辅助治疗为改善患者存活率提供了新的治疗方法,靶向和免疫治疗可能为胆囊癌提供新的治疗手段。因此,未来胆囊癌的发展趋势主要体现在微创、生物、免疫治疗等多种模式的综合治疗方面。

(王益林)

参考文献

[1] Lai EC, Lau WY. Aggressive surgical resection for carcinoma of gallbladder[J]. ANZ J Surg, 2005 Jun;75(6): 441 - 444.

[2] Fong Y, Jarnagin W, Blumgart LH. Gallbladder cancer: comparison of patients presenting initially for definitive operation with those presenting after prior noncurative intervention[J]. Ann Surg, 2000 Oct;232(4): 557 - 569.

[3] Tsukada K, Hatakeyama K, Kurosaki I, et al. Outcome of radical surgery for carcinoma of the gallbladder according to the TNM stage [J]. Surgery, 1996 Nov;120(5): 816 - 821.

[4] Donohue JH. Present status of the diagnosis and treatment of gallbladder carcinoma[J]. J Hepatobifiary Pancreat Surg, 2001, 8(6): 530 - 534.

[5] Fujita N, Noda Y, Kobayashi G, et al. Diagnosis of the depth of invasion of gallbladder caroinoma by EUS[J]. Gastrointest Endose, 1999, 50(5): 659, 663.

[6] Hiroki Kawashima, Yoshiki Hirooka, Akihiro Itoh, et al. Use of color Doppler ultrasonography in the diagnosis of anomalous connection in pancreatobiliary disease[J]. World J Gastroenterol, 2005, 11(7): 1018 - 1022.

[7] Shira Z, Tsukada K, Ohtani Z, et al. Hepatic metastases from carcinoma of the gallbladder[J]. Cancer, 1995, 75(8): 2063.

[8] Kaushik SV, Current perspectives in gallbladder carcinoma [J]. J Gastroenterol Hepatol, 2001, 16(8): 848 - 854.

[9] Pradeep IT, Kaushik SV, Sikora SS, et al. Predictors of survival in carcinoma of the gallbladder[J]. Cancer, 1995, 76(7): 1145 - 1149.

[10] Valle JW, Wasan HS, Palmer DH, et al. Cisplatin plus gemcitabine versus gemcitabine for biliary tract cancer[J]. N Eng J Med, 2010, 362 (14): 1273 - 1281.

[11] Lamarca A, Palmer DH, Wasan HS, et al. A randomised phase Ⅲ, multi-centre, open-label study of active symptom control (ASC) alone or ASC with oxaliplatin/ 5 - FU chemotherapy (ASC+mFOLFOX) for patients with locally advanced/metastatic biliary tract cancers (ABC) previously - treated with cisplatin/gemcitabine (Cis/Gem) chemotherapy [J]. J Clin Oncol 2019, 37(Suppl 15): 4003.

一、概述

　　胰腺癌是常见的消化道恶性肿瘤,恶性程度极高,被誉为"癌中之王"。2018年全球癌症统计数据显示,胰腺癌是男性和女性癌症死亡的第七大病因。目前我国胰腺癌的发病率位列所有恶性肿瘤的第10位,病死率居第6位。胰腺癌起病隐匿,早期诊断困难,仅20%的患者有机会接受根治性手术治疗。即使患者接受了胰腺癌根治术,术后复发转移的概率仍高达80%,其中25%~40%的患者出现术后肝脏转移,五年生存率<5%。而超过50%的患者初次就诊时已发生肿瘤远处转移,其中肝脏是最常见的转移部位。

　　合并肝转移的胰腺癌患者预后极差,中位生存时间仅半年左右。这部分患者通常已丧失了手术根治的机会,化放疗仍然是主要的治疗方法,但多数患者对化放疗不甚敏感。对于胰腺癌肝转移患者,任何单一治疗措施均无法取得令人满意的效果,应采用个体化的综合治疗决策。

二、发生机制

　　胰腺癌肝转移的发生是一个涉及众多分子机制的复杂动态过程。

　　胰腺肿瘤上皮细胞在某些特殊的病理条件下,逐渐失去上皮细胞表型,获得具有较高迁移和侵袭、抗凋亡、降解细胞外基质等能力的间质细胞表型,即完成了所谓的"上皮-间充质转化"过程,这是胰腺癌肝转移发生过程中的关键步骤之一。肿瘤细胞与其微环境之间的相互作用促进了癌细胞迁移性和侵袭性的获得,胰腺星状细胞在其中发挥着重要作用。

　　研究表明,胰腺星状细胞分泌的肝细胞生长因子能够上调胰腺原癌基因 c‐Met 的表达,通过 HGF/c‐Met/survivin 通路促进胰腺癌细胞的侵袭和转移,*P53/P21* 能够负调控上述过程。Biao Zheng 等发现,层粘连蛋白亚基 alpha4(LAMA4)在高度肝转移的人胰腺癌细胞系中被上调,而 LAMA4 的下调降低了体内胰腺癌细胞的肝转移能力。LAMA4 表达通过对癌症相关成纤维细胞(CAF)的招募和活动的影响导致胰腺癌转移。Julienne L Carstens 等发现,EMT 表达特征识别出约 50 个跨越人类和小鼠胰腺导管腺癌(PDAC)上皮-间充质连续体的癌细胞簇。Snail 和 Twist 的联合基因抑制导致 PDAC 上皮稳定和肝转移增加。PDAC 细胞中 *Zeb1* 基因的缺失也会导致与癌细胞上皮稳定相关的肝转移。

　　Hiroki Kajioka 等发现,在临床标本中检查中性粒细胞胞外陷阱(NETs),并在转移性肿瘤周围观察到 NETs。将中性粒细胞与胰腺癌细胞一起培养,中性粒细胞会形成 NET。NETs 诱导癌细胞上皮间充质转化从而促进迁移和侵袭。来自 NETs 的 HMGB1 增强了癌细胞的恶性程度。在具有炎症的肝转移小鼠模型中,NETs 通过增强外渗参与转移过程。有趣的是,血栓调节蛋白降解 HMGB1,从而抑制 NETs 的诱导,从而防止胰腺癌转移至肝脏。总之,NETs 与胰腺癌细胞相互作用,胰腺癌细胞在炎症相关转移中起着关键作用。用血栓调节蛋白靶向 NETs 可能是一种改善胰腺癌患者手术结果的新策略。

　　Yanmiao Huo 等发现,PDAC 肝转移中间隙连接蛋白 Beta 3(GJB3)显著增加。且 GJB3 耗竭抑制了 PDAC 癌细胞的肝转移。

此外,GJB3 过表达增加了中性粒细胞浸润。GJB3 在 PDAC 肿瘤细胞和积累的中性粒细胞之间形成通道,将环磷酸腺苷(cAMP)从癌症转移到中性粒细胞,从而支持生存和极化。Bin Sheng Wong 等发现,胰腺癌中过度表达并且与不良临床结果相关的唾液酸糖蛋白 podocalyxin 的细胞质尾部与其 GTPase、中间和 pleckstrin 同源结构域的大 GTPase dynamin - 2 之间的直接结合相互作用。这种 podocalyxin - dynamin - 2 相互作用调节微管生长速度,进而调节黏着斑动力学并最终通过微管和 Src 依赖性途径促进胰腺癌细胞的有效迁移。在胰腺癌裸小鼠模型中去除 podocalyxin 会减少肝转移而不会改变原发肿瘤的大小,说明 Podocalyxin - Dynamin - 2 通过直接相互作用调节细胞骨架动力学以促进胰腺癌细胞的迁移和转移。此外,血管及淋巴管转移是胰腺癌肝转移的重要途径。包括 STAT3、NF - κB 在内的多种转录因子通过调控脉管生成相关分子,进而调节胰腺癌血管及淋巴管的生成,为胰腺癌肝转移的发生创造条件。

肝脏微环境与胰腺癌肝转移之间存在密切关系,是目前胰腺癌肝转移的研究热点。一项研究表明,肝 Kupffer 细胞能够捕获胰腺肿瘤细胞分泌的外泌体,通过 TGF - β 信号通路促进肝星状细胞分泌纤维连接蛋白,并促进肝脏招募骨髓来源细胞。上述过程加速了肝脏纤维组织的沉积,为胰腺癌肝转移创造了土壤条件。阻断外泌体可以显著抑制肝脏转移前微环境的形成,从而降低肝脏转移负荷。研究还发现,胰腺肿瘤细胞分泌的外泌体中高表达巨噬细胞迁移抑制因子,提示着我们外泌体及巨噬细胞迁移抑制因子可能成为胰腺癌肝转移的诊断指标。另有研究表明,巨噬细胞可通过分泌颗粒体蛋白,促进肝星状细胞转变为肌成纤维细胞,启动肝脏内的纤维化过程,为胰腺肿瘤细胞的定植和生长提供支持性的纤维化微环境。胰腺肿瘤组织亦可分泌金属蛋白酶组织抑制因子-1,通过 CD63 信号通路激活肝星状细胞,加速后续纤维化进程,改变肝脏间质成分并增加其对肿瘤细胞转移的易感性。目前对胰腺癌肝转移发生机制的研究尚不够深入,亟须全面、系统、深入的研究,从而更好地指导临床诊断和治疗。

三、治疗推荐

(一) 手术治疗

1. **胰腺癌伴同时性肝转移的手术治疗**　胰腺癌伴同时性肝转移的患者已处于肿瘤晚期,生存期短,预后极差。手术治疗能否为此类患者带来生存获益尚存在争议。早在 2007 年,Gleisner 研究了 17 例胰腺癌伴孤立性肝转移患者的生存资料,发现接受肝胰同期手术切除患者的生存时间并不优于接受姑息性旁路手术的患者(5.9 个月 vs. 5.6 个月,$P=0.46$)。甚至有研究表明,联合切除患者的生存时间反而低于单纯胰腺肿瘤切除者(10.7 个月 vs. 15.6 个月,$P=0.11$),尽管差异无统计学意义。上述早期研究均表明,手术切除并不能给胰腺癌肝转移患者带来生存获益。

2016 年欧洲一项针对 138 例胰腺癌肝转移患者的多中心回顾性分析表明,接受原发灶和肝转移灶同期切除患者的中位生存期较未接受手术者延长了 6 个月(14.0 个月 vs. 8.0 个月,$P<0.001$)。进一步的亚组分析表明,同期手术治疗仅能延长胰头癌伴肝转移患者的生存时间,而不能延长胰体尾癌伴肝转移患者的生存时间,原因不明,可能与选择偏移以及回顾性分析的局限性有关。2017 年一项包含 11 个队列研究、共纳入 1 147 例胰腺癌肝转移者(手术切除 217 例,非手术治疗 930 例)的荟萃分析结果表明,手术组患者的 1 年及 3 年总生存率显著高于非手术组患者(52.8% vs. 27.1%,$P<0.01$;17.2% vs. 3.7%,$P<0.01$)。

虽然上述部分研究结果令人鼓舞,但目前尚无足够的证据表明胰腺癌肝转移患者可从手术治疗中获益,最新的 NCCN 指南亦未对减瘤手术做出明确推荐。我们认为,对于合并同时性肝脏寡转移灶的胰腺癌患者,在排除其他转移及手术禁忌证后,可尝试行同期手术切除。若肝脏出现广泛转移,或患者无法耐受手术,不建议行同期手术切除。由复旦大学附属肿瘤医院虞先濬教授等牵头的"CSPAC-1"前瞻性、多中心、随机对照Ⅲ期临床试验已经正式启动,有望为胰腺癌肝寡转移患者同步切除原发灶及肝转移灶的外科治疗决策提供Ⅰ类循证医学证据。

2. **胰腺癌伴异时性肝转移的手术治疗** 胰腺癌术后发生异时性肝转移是否应接受外科治疗目前也存在较大争议。主流观点认为,若患者一般状况较好,能够耐受手术,肝转移灶数目不超过3个或肝转移灶局限于同一肝段内且术后余肝体积足够时,可考虑手术切除肝转移灶。Hackert 等回顾性研究表明,对于胰腺癌根治术后发生的异时性肝转移,手术切除是相对安全的。术后并发症发生率为 21.7%,术后 30 d 死亡率为 2.9%,患者的中位生存时间为 14.8 个月。此外,初始手术至发生异时性肝转移的时间间隔能够反映肿瘤的生物学特征。间隔时间越长,说明肿瘤的生物学行为越惰性,患者从术中获益的可能性越大,潜在预后更佳。该时间间隔可作为术前选择患者的重要参考标准,也是估计患者预后的简易指标。

(二) 化疗

化疗是胰腺癌肝转移主要的治疗方式之一。2011 年,晚期胰腺癌化疗取得重大突破。一项多中心Ⅱ/Ⅲ期随机化临床试验(ACCORD/PRODIGE 试验)对比了 FOLFIRINOX 方案与吉西他滨单药对 342 例转移性胰腺癌患者的化疗效果。FOLFIRINOX 为四药联合化疗方案,具体为:奥沙利铂 85 mg/m^2、亚叶酸钙 400 mg/m^2、伊立替康 180 mg/m^2 和氟尿嘧啶 400 mg/m^2 静脉冲击,随后氟尿嘧啶 2 400 mg/m^2 持续静脉输注 46 h,2 周一个疗程。结果表明,FOLFIRINOX 组患者总生存期(11.1 个月 vs. 6.8 个月,$P < 0.001$)、无进展生存期(6.4 个月 vs. 3.3 个月,$P < 0.001$)以及客观缓解率(31.6% vs. 9.4%,$P < 0.001$)均显著高于吉西他滨单药化疗组患者。虽然 FOLFIRINOX 方案显示出了更强的生存获益,但联合用药导致的不良反应也明显增加,主要包括粒细

胞减少症、胃肠道毒性、周围神经病变等。2013 年,另一项包含 861 例转移性胰腺癌患者的Ⅲ期随机化临床试验(MPACT 试验)表明,吉西他滨联合白蛋白结合型紫杉醇与吉西他滨单药相比,可以显著提高患者的总生存期(8.5 个月 vs. 6.7 个月,$P<0.001$)、无进展生存期(5.5 个月 vs. 3.7 个月,$P<0.001$)及客观缓解率(23% vs. 7%,$P<0.001$)。主要不良反应包括粒细胞减少症、周围神经病变、乏力等。联合化疗组患者的周围神经病变可以在暂停白蛋白结合型紫杉醇治疗后迅速恢复正常,说明该方案神经毒性相较于 FOLFIRINOX 方案更加可控。

FOLFIRINOX 方案及吉西他滨联合白蛋白结合型紫杉醇方案是目前治疗胰腺癌肝转移推荐度较高的两种主流方案。若患者一般情况较好且能耐受联合化疗,则两种化疗方案均可采用;若患者年龄超过 75 周岁或一般情况较差,则更倾向于选择吉西他滨联合白蛋白结合型紫杉醇方案化疗。吉西他滨单药化疗较少采用,仅用于一般情况很差、不能耐受多药联合化疗者。对于一线化疗后出现进展的胰腺癌肝转移患者,可根据已使用过的药物、患者出现的化疗副作用等选择非重叠药物开展二线化疗,如吉西他滨联合白蛋白结合型紫杉醇方案可用于 FOLFIRINOX 一线化疗进展的患者。

(三) 放疗

胰腺癌对放射线敏感度较低,放疗仅作为局部姑息性治疗手段。对于肝脏寡转移的胰腺癌患者,特别是全身系统治疗疗效较好或进展速度相对较慢的患者,可通过高剂量照射原发灶及转移灶,缓解梗阻、压迫或疼痛,并提高肿瘤局部控制率,延长患者生存时间。放疗在缓解胰腺癌相关疼痛中的作用已得到业界公认,但目前尚缺乏对患者生存改善的大宗文献报道。

(四) 其他治疗

1. 靶向治疗　厄洛替尼是第一个被批准用于治疗胰腺癌的

靶向药物。它是一种小分子酪氨酸激酶受体阻断剂,作用靶点是细胞内的表皮生长因子受体。2007年Moore等研究表明,在晚期胰腺癌患者中,相比于吉西他滨单药,联合应用吉西他滨加厄洛替尼,可以使患者的中位生存期及无进展生存期分别延长0.33个月(6.24个月 vs. 5.91个月,$P=0.038$)和0.2个月(3.75个月 vs. 3.55个月,$P=0.004$)。尽管该结果具有统计学差异的显著性,但10 d生存期的延长难以实现真正的临床转化。鲁索替尼是一种选择性激酶抑制剂,可通过阻断JAK/STAT信号通路转导从而抑制胰腺癌的发展。一项双盲Ⅱ期随机对照临床研究证实,对于吉西他滨耐药的转移性胰腺癌患者,二线应用鲁索替尼联合卡培他滨安全性和耐受性较好,且有望改善患者的总体生存。

2. 介入治疗　主要包括肝脏局部消融治疗以及经导管肝动脉化疗栓塞治疗(transcatheter arterial chemoembolization,TACE)。有研究表明,通过射频消融治疗胰腺癌肝寡转移灶,完全消融率可达96.1%,中位生存时间为11.4个月,且不会出现严重并发症。消融范围应包括至少5 mm的癌旁组织,以彻底杀灭肿瘤。对于部分边界不清晰、形状不规则的肿瘤,在邻近组织结构允许的情况下,可适当扩大消融范围。对于邻近大血管、胆囊等位置不佳的肝转移灶,出于安全性的考虑,往往难以做到完全消融,可考虑手术切除联合射频消融,以增加肿瘤控制率,改善患者预后。TACE是多种实体肿瘤肝转移的重要治疗方法。一项德国的回顾性研究表明,112例伴肝转移的胰腺癌患者行TACE治疗后,78.26%的患者病情稳定,11.59%的患者部分缓解,总体中位生存时间为19个月,稳定组患者的中位生存时间长达26个月。对于无法行手术治疗或不愿行手术治疗的胰腺癌肝转移患者,TACE可作为重要的局部治疗方法。

3. 免疫治疗　细胞毒T细胞相关抗原4(cytotoxic T lymphocyte-associated antigen-4,CTLA-4)是一种白细胞分化抗原。伊匹单抗是目前唯一上市的抗CTLA-4抗体,已被美国FDA批准用于晚期黑色素瘤治疗。令人遗憾的是,一项Ⅱ期临床试验结果显示,伊匹单抗单药并不能使转移性胰腺癌患者受益。74.1％的患者对伊匹单抗反应率低,达不到肿瘤缓解的标准。联合应用伊匹单抗和肿瘤疫苗 GVAX 治疗转移性胰腺癌,则可以改善患者的中位生存时间(5.7 个月 vs. 3.6 个月,$P=0.072$)。近些年来,以程序性细胞死亡蛋白 1(programmed cell death protein 1,PD-1)抑制剂为代表的免疫治疗逐渐成为关注热点。PD-1单克隆抗体对具有高度微卫星不稳定性或缺失错配修复的肿瘤患者具有良好的疗效。与 CTLA-4 抑制剂类似,PD-1 抑制剂单药治疗转移性胰腺癌效果并不理想。一项 PD-1 抑制剂治疗晚期实体肿瘤的临床试验结果显示,17 例转移性胰腺癌患者对 PD-1抑制剂单药治疗反应率较低,未观察到肿瘤进展的延缓。

Feig C 等研究发现,基质细胞衍生因子-1(CXCL12)是一种由 CAFs 产生的趋化因子,通常在 PDAC TME 中以更高水平的水平表达,并创建一个密集的基质网络,限制免疫细胞迁移和识别癌细胞抗原。破坏 CXCL12 与其受体 C-X-C 趋化因子受体 4型(CXCR4)之间的绑定改善了 CPI 在 PDAC 模型中的作用。小分子 CXCR4 拮抗剂 motixafortide 的 II 期试验与 pembrolizumab联合使用,显示出肿瘤内增强的 CD8$^+$ T 细胞浸润,肿瘤内髓源性抑制细胞(MDSCs)数量的减少,以及循环 Tregs 的减少。motixafortide/pembrolizumab/NAPOLI-1 方案(脂质体伊立替康、氟尿嘧啶和亚叶酸)在以吉西他滨为基础的治疗后进展的转移性 PDAC 患者中的疾病控制率(DCR)为 63.2％,mOS 为 6.6 个月。目前,包括纳武单抗、帕博利珠单抗等在内的多种类型的PD-1 抑制剂联合不同化疗方案的临床试验正在进行中,结果拭目以待。

临床实践中目前认为可预测免疫治疗反应的生物标志物包括PD-L1、TMB 和微卫星状态。在 PDAC 中,只有一小部分 PDAC肿瘤是微卫星不稳定型(MSI-H)、DNA 错配修复缺陷(dMMR)或高 TMB,而 PD-L1 没有明确的作用。这些患者对 CPI 的应答率适中,低于其他胃肠道 MSI-H 肿瘤。在 PDAC 中,同源修复缺陷(HRD)可能预测患者对铂类药物和 PARP 抑制剂的敏感性。与 MSI-H 相比，HRD 在 PDAC 中人群的比例更大。由于肝转移瘤对免疫反应抵抗明显，而胰腺癌肝转移在 PDAC 中十分普遍，可能导致胰腺癌肝转移对 CPI 的主要抗性。一项关于伊匹单抗、尼鲁单抗和立体定向体放疗(SBRT)治疗 PDAC 的研究显示 DCR 为 29%(17 例中的 5 例)，1 例患者出现完全缓解。在未来的临床试验中，可以通过更有效的免疫治疗组合来预测 PDAC 免疫治疗的获益，同时利用生物标志物最大限度地识别哪些患者将从治疗中获益。

（许蔚起）

参考文献

[1] Bray F, Ferlay J, Soerjomataram I, et al. Global cancer statistics 2018: GLOBOCAN estimates of incidence and mortality worldwide for 36 cancers in 185 countries[J]. CA Cancer J Clin, 2018, 68(6): 394 - 424.

[2] Zeng H, Chen W, Zheng R, et al. Changing cancer survival in China during 2003 - 15: a pooled analysis of 17 population-based cancer registries[J]. Lancet Glob Health, 2018, 6(5): e555 - e567.

[3] Groot V P, Rezaee N, Wu W, et al. Patterns, timing, and predictors of recurrence following pancreatectomy for pancreatic ductal adenocarcinoma[J]. Ann Surg, 2018, 267(5): 936 - 945.

[4] He C, Huang X, Zhang Y, et al. A quantitative clinicopathological signature for predicting recurrence risk of pancreatic ductal adenocarcinoma after radical resection[J]. Front Oncol, 2019, 9: 1197.

[5] Witkowski ER, Smith JK, Tseng JF. Outcomes following resection of pancreatic cancer[J]. J Surg Oncol, 2013, 107(1): 97 - 103.

[6] Yang XP, Liu SL, Xu JF, et al. Pancreatic stellate cells increase pancreatic cancer cells invasion through the hepatocyte growth factor /c-met/survivin regulated by P53/P21[J]. Exp Cell Res, 2017, 357(1): 79 - 87.

[7] Zheng B, Qu J, Ohuchida K, et al. LAMA4 upregulation is associated

with high liver metastasis potential and poor survival outcome of Pancreatic Cancer[J]. Theranostics, 2020, 10(22): 10274 - 10289.

[8] Carstens JL, Yang S, Correa de Sampaio P, et al. Stabilized epithelial phenotype of cancer cells in primary tumors leads to increased colonization of liver metastasis in pancreatic cancer[J]. Cell Reports, 2021, 35(2): 108990.

[9] Kajioka H, Kagawa S, Ito A, et al. Targeting neutrophil extracellular traps with thrombomodulin prevents pancreatic cancer metastasis[J]. Cancer Letters, 2021, 497: 1 - 13.

[10] Huo Y, Zhou Y, Zheng J, et al. GJB3 promotes pancreatic cancer liver metastasis by enhancing the polarization and survival of neutrophil[J]. Frontiers in Immunology, 2022, 13: 983116.

[11] Bin Sheng Wong, Daniel J Shea, Panagiotis Mistriotis, et al. A direct podocalyxin-dynamin - 2 interaction regulates cytoskeletal dynamics to promote migration and metastasis in pancreatic cancer Cells[J]. Cancer Res, 2019, 79 (11): 2878 - 2891.

[12] Wei D, Le X, Zheng L, et al. Stat3 activation regulates the expression of vascular endothelial growth factor and human pancreatic cancer angiogenesis and metastasis[J]. Oncogene, 2003, 22(3): 319 - 329.

[13] Xiong HQ, Abbruzzese JL, Lin E, et al. NF - kappaB activity blockade impairs the angiogenic potential of human pancreatic cancer cells[J]. Int J Cancer, 2004, 108(2): 181 - 188.

[14] Costa-Silva B, Aiello NM, Ocean AJ, et al. Pancreatic cancer exosomes initiate pre-metastatic niche formation in the liver[J]. Nat Cell Biol, 2015, 17(6): 816 - 826.

[15] Nielsen SR, Quaranta V, Linford A, et al. Macrophage-secreted granulin supports pancreatic cancer metastasis by inducing liver fibrosis [J]. Nat Cell Biol, 2016, 18(5): 549 - 560.

[16] Grunwald B, Harant V, Schaten S, et al. Pancreatic premalignant lesions secrete tissue inhibitor of metalloproteinases - 1, which activates hepatic stellate cells via CD63 signaling to create a premetastatic niche in the liver[J]. Gastroenterology, 2016, 151(5): 1011 - 1024 e7.

[17] Gleisner AL, Assumpcao L, Cameron JL, et al. Is resection of periampullary or pancreatic adenocarcinoma with synchronous hepatic metastasis justified? [J]. Cancer, 2007, 110(11): 2484 - 2492.

[18] Seelig SK, Burkert B, Chromik AM, et al. Pancreatic resections for advanced M1 - pancreatic carcinoma: the value of synchronous metastasectomy[J]. HPB Surg, 2010, 2010: 579672.

[19] Tachezy M, Gebauer F, Janot M, et al. Synchronous resections of hepatic oligometastatic pancreatic cancer: Disputing a principle in a time of safe pancreatic operations in a retrospective multicenter analysis[J]. Surgery, 2016, 160(1): 136 - 144.

[20] Yu X, Gu J, Fu D, et al. Dose surgical resection of hepatic metastases bring benefits to pancreatic ductal adenocarcinoma? A systematic review and meta-analysis[J]. Int J Surg, 2017, 48: 149 - 154.

[21] Hackert T, Niesen W, Hinz U, et al. Radical surgery of oligometastatic pancreatic cancer[J]. Eur J Surg Oncol, 2017, 43(2): 358 - 363.

[22] Conroy T, Desseigne F, Ychou M, et al. Folfirinox versus gemcitabine for metastatic pancreatic cancer[J]. N Engl J Med, 2011, 364(19): 1817 - 1825.

[23] Von Hoff DD, Ervin T, Arena FP, et al. Increased survival in pancreatic cancer with nab-paclitaxel plus gemcitabine[J]. N Engl J Med, 2013, 369(18): 1691 - 1703.

[24] Moore MJ, Goldstein D, Hamm J, et al. Erlotinib plus gemcitabine compared with gemcitabine alone in patients with advanced pancreatic cancer: a phase III trial of the National Cancer Institute of Canada Clinical Trials Group[J]. J Clin Oncol, 2007, 25(15): 1960 - 1966.

[25] Hurwitz HI, Uppal N, Wagner SA, et al. Randomized, double-blind, phase II study of ruxolitinib or placebo in combination with capecitabine in patients with metastatic pancreatic cancer for whom therapy with gemcitabine has failed[J]. J Clin Oncol, 2015, 33(34): 4039 - 4047.

[26] Hua YQ, Wang P, Zhu XY, et al. Radiofrequency ablation for hepatic oligometastatic pancreatic cancer: An analysis of safety and efficacy[J]. Pancreatology, 2017, 17(6): 967 - 973.

[27] Vogl TJ, Mohamed SA, Albrecht MH, et al. Transarterial chemoembolization in pancreatic adenocarcinoma with liver metastases: MR-based tumor response evaluation, apparent diffusion coefficient (ADC) patterns, and survival rates[J]. Pancreatology, 2018, 18(1): 94 - 99.

[28] Royal RE, Levy C, Turner K, et al. Phase 2 trial of single agent Ipilimumab (anti - CTLA - 4) for locally advanced or metastatic pancreatic adenocarcinoma[J]. J Immunother, 2010, 33(8): 828 - 833.

[29] Le DT, Lutz E, Uram JN, et al. Evaluation of ipilimumab in combination with allogeneic pancreatic tumor cells transfected with a GM - CSF gene in previously treated pancreatic cancer [J]. J Immunother, 2013, 36(7): 382 - 389.

[30] Brahmer JR, Tykodi SS, Chow LQ, et al. Safety and activity of anti - PD - L1 antibody in patients with advanced cancer[J]. N Engl J Med, 2012, 366(26): 2455 - 2465.

[31] Feig C, Jones JO, Kraman M, et al. Targeting CXCL12 from FAP-expressing carcinoma-associated fibroblasts synergizes with anti - PD - L1 immunotherapy in pancreatic cancer[J]. Proc Natl Acad Sci USA, 2013, 110(50): 20212 - 20217.

[32] Bockorny B, Semenisty V, Macarulla T, et al. BL - 8040, a CXCR4 antagonist, in combination with pembrolizumab and chemotherapy for pancreatic cancer: the COMBAT trial[J]. Nat Med, 2020, 26(6): 878 - 885.

[33] Bockorny B, Macarulla T, Semenisty V, et al. Motixafortide and pembrolizumab combined to nanoliposomal irinotecan, fluorouracil, and folinic acid in metastatic pancreatic cancer: the COMBAT/KEYNOTE - 202 Trial [J]. Clinical cancer research: an official journal of the American Association for Cancer Research, 2021, 27 (18): 5020 - 5027.

[34] Luchini C, Brosens LAA, Wood LD, et al. Comprehensive characterisation of pancreatic ductal adenocarcinoma with microsatellite instability: histology, molecular pathology and clinical implications[J]. Gut, 2021, 70(1): 148 - 156.

[35] Marabelle A, Le DT, Ascierto PA, et al. Efficacy of pembrolizumab in patients With noncolorectal high microsatellite instability/mismatch repair-deficient cancer: results from the phase Ⅱ KEYNOTE - 158 study[J]. J Clin Oncol, 2020, 38(1): 1 - 10.

[36] Lawlor RT, Mattiolo P, Mafficini A, et al. Tumor mutational burden as a potential biomarker for immunotherapy in pancreatic cancer: systematic review and still-open questions[J]. Cancers (Basel), 2021,

13(13): 133119.

[37] Andre T, Shiu KK, Kim TW, et al. Pembrolizumab in microsatellite-instability-high advanced colorectal cancer[J]. N Engl J Med, 2020, 383(23): 2207-2218.

[38] Palacio S, McMurry HS, Ali R, et al. DNA damage repair deficiency as a predictive biomarker for FOLFIRINOX efficacy in metastatic pancreatic cancer[J]. J Gastrointest Oncol, 2019, 10(6): 1133-1139.

[39] Perkhofer L, Gout J, Roger E, et al. DNA damage repair as a target in pancreatic cancer: state-of-the-art and future perspectives[J]. Gut, 2021, 70(3): 606-617.

[40] Yu J, Green MD, Li S, et al. Liver metastasis restrains immunotherapy efficacy via macrophage-mediated T cell elimination[J]. Nat Med, 2021, 27(1): 152-164.

[41] Wang C, Sandhu J, Ouyang C, et al. Clinical response to immunotherapy targeting programmed cell death receptor 1/programmed cell death ligand 1 in patients with treatment-resistant microsatellite stable colorectal cancer with and without liver metastases [J]. JAMA Netw Open, 2021, 4 (8): e2118416 doi: 10. 1001/jamanetworkopen. 2021. 18416.

[42] Parikh AR, Szabolcs A, Allen JN, et al. Radiation therapy enhances immunotherapy response in microsatellite stable colorectal and pancreatic adenocarcinoma in a phase II trial[J]. Nat Cancer, 2021, 2 (11): 1124-1135.

第九章

神经内分泌瘤肝转移

一、概述

　　神经内分泌肿瘤(neuroendocrine tumors,NETs)是一种相对少见的肿瘤,但其发病率有增加的趋势,每年发病率为(6~7)/10万人年。它们来源于胚胎神经嵴组织,具有不典型的临床表现,大多数原发部位在胃肠道或肺,而且还有 13% 的患者原发部位仍然未知。五年生存率在很大程度上取决于患者的年龄和性别、原发肿瘤部位、疾病分期、病理分化程度及组织学分级。在诊断时就伴随远处转移的患者有 20%~25%,如果把随访中发生异时性转移的患者包括在内这一数值将高达 40%,是远处转移时预后不良的独立危险因素。在原发性 NETs 中,发生部位依次为小肠(45%)、胰腺(42%)、结肠(40%)、胃(15%)、直肠(6%)和阑尾(3%),与其他胃肠道(3%~45%)来源相比,胰腺神经内分泌肿瘤(PNET)在诊断时显示出较高的远处转移率(42%~64%)。总的来说,80%的转移性 NET 患者会伴随肝转移,而肝脏作为唯一的转移部位见于 50% 的转移性 NET 患者(即孤立性肝转移),而多数孤立性肝转移源自胃肠及胰腺 NETs。

二、临床表现

　　神经内分泌瘤肝转移(neuroendocrine tumor liver metastasis,

NELM)患者的临床表现,取决于 NETs 内分泌活动度和肝肿瘤的负荷,患者可在较长时间内保持无症状,或者发生激素过剩综合征比如出现类癌综合征和/或局部不适等症状。不典型的临床表现往往延误 NELM 的诊断,尤其是由无功能 NETs 发生的肝转移,即使肝内广泛转移的患者,早期也未表现出明显的肝功能异常。

关于 NELM 的肝内形态学表现,一般可分为 3 种生长类型:Ⅰ型为单发转移灶,不论肿瘤大小;Ⅱ型为孤立性转移灶伴随更小的肿瘤种植结节,肝两叶均受累;Ⅲ型为弥漫性肝内转移。这三种生长类型反映了不同疾病进程的侵袭性,并与包括肿瘤分级 G1～G3 的胃肠道 NET 分期系统相重叠。G1 和 G2 肿瘤对应不同侵袭水平的分化良好的 NET,而 G3 肿瘤对应侵袭性较高的神经内分泌癌。基于此,Sutliff 等根据生长的速度,将未治疗的 NELM 划分为 3 个部分:26%的患者在 29 个月的中位观察期内未出现肿瘤的生长,32%表现为缓慢生长,以及 42%的患者在 11 个月的随访期内表现为快速生长(每个月体积增大超过 50%)。

三、分型与分期

NETs 的分期按照美国癌症联合委员会(AJCC)肿瘤 TNM 分期系统,AJCC 在第 7 版癌症分期手册上推出了它的第一个神经内分泌肿瘤 TNM 分期系统,后在第 8 版 AJCC 癌症分期手册上对 T 和 N 的定义进行了修订。第 8 版增加了第一个胸腺肿瘤和肾上腺神经内分泌肿瘤的分期系统(包括嗜铬细胞瘤和副神经节瘤的分期)。另外,胃、十二指肠/壶腹、空肠/回肠、阑尾、结肠/直肠和胰腺的神经内分泌肿瘤有着不同的分期系统。肿瘤分期与预后的相关性分析已被 SEER(Surveillance, Epidemiology and End Results)数据库和美国国家癌症中心数据库(Database)证实。Moffitt 癌症中心分析了 2000—2010 年 691 例空回肠 NETs 患者的临床资料,发现 TNM Ⅰ～Ⅳ期的五年生存率分别为 100%、100%、91%、72%。值得注意的是,这项分析还表明,与其他恶性肿瘤不同,NETs 原发肿瘤的大小和侵袭深度对患者的生存率影响很小。相似的结果见于 SEER 数据库中对 6 792 例小肠 NET 的单独分析,结果发现 T1 和 T2 期肿瘤患者的预后相似,这些结果在其他分析中也得到支持,证实淋巴结阳性和远处转移对生存期的影响最大。

第 8 版 AJCC 癌症分期中胰腺 NET 与外分泌型胰腺癌是分开的,T 分期主要取决于肿瘤的大小和主要血管或脏器的受累程度。Moffitt 癌症中心回顾性分析了 1999—2000 年 425 名胰腺 NET 患者的临床资料,发现 TNM Ⅰ～Ⅳ期的五年总生存率分别为 92%、84%、81% 和 57%($P<0.001$),也进一步验证了 AJCC 的分期系统。

四、诊断方法

(一) 实验诊断

NETs 的生化诊断是基于特异性肿瘤标志物的评价,NETs 可分泌多种肽类或胺类激素至循环系统,这些激素是其特有的生物标志物。常用的循环标志物包括嗜铬粒蛋白 A(chromogranin A,CgA)、神经元特异性烯醇化酶(neuron specific enolase,NSE)、胰多肽等。CgA 是一种水溶性酸性糖蛋白,受肿瘤类型、肿瘤负荷及分泌水平影响,临床检测灵敏度为 32%～92%。若患者合并自身免疫性疾病、肾功能不全、心力衰竭或应用质子泵抑制剂(PPI),血清 CgA 可能假阳性升高。胰抑素及嗜铬粒蛋白 B(chromogranin B,CgB)不受 PPI 影响。多种神经内分泌来源肿瘤表达 NSE,最常见于小细胞肺癌(small cell lung carcinoma,SCLC)及分化差的 NEC,而分化好的 NET 所致 NSE 升高并不明显。综上,除 CgA 外,CgB、胰抑素及 NSE 等并不是理想的诊断标志物。合并类癌综合征的 NETs 会释放大量 5-羟色胺,进一步代谢生成 5-羟吲哚乙酸(5hydroxyindoleacetic,5-HIAA)从肾脏排出。根据诊断界值不同,24 h 尿 5 - HIAA 诊断类癌综合征灵敏度为 68%~98%,特异度为 52%~89%。

(二) 影像学检查

自 20 世纪 90 年代引入后,生长抑素受体显像(SRS)迅速发展成为表达生长抑素受体亚型 2 的 NETs 诊断金标准。除了具有全身显像和同时显示原发肿瘤及转移病灶的优势外,SRS 还提供识别患者是否可行基于生长抑素受体放疗的可能性。常规影像学检查包括 CT、MRI 和超声。对 NETs,常规影像学检查具有重要价值,主要用于定位诊断、临床分期、疗效评估和随访监测。疗效评估和随访均建议尽量用同一种影像学检查,以保证可比性和准确性。不同常规影像学检查各有优势,可联合应用以实现优势互补。腹部超声造影和多相腹部螺旋 CT(螺旋 CT)是完成初始诊断的主要选择,利用腹部增强 CT 协同 PET - CT,检出的灵敏度已达到 94%~100%。磁共振成像(MRI)使用钆或者使用锰福地吡三钠作为造影剂被推荐用于分期、评估疾病进展或监测治疗效果等。

(三) 组织学形态

NETs 根据肿瘤分化程度和肿瘤分级(1~3 级)进行组织学分类。大多数 NET 可分为 3~4 大类:高分化、低级别(G1);高分化、中级别(G2);低分化、高级别(G3);以及针对胰腺来源 NET 的第 4 类:高分化,高级别(G3)。肿瘤分化程度和肿瘤分级与有丝分裂计数和 Ki - 67 增殖指数密切相关。事实上,最常用的组织学分类方案,包括欧洲神经内分泌肿瘤学会和 WHO 系统,都包含有丝分裂率和 Ki - 67 指数。大量研究已证实,有丝分裂率增加和 Ki - 67 指数高与更快的临床进程和更差的预后有关。对于大多数的胃肠道和胰腺 NET,高分化低级别是指有丝分裂计数<2/10 高倍视野(HPF)和/或 Ki - 67 指数<3%。高分化中级别是指肿瘤有丝分裂计数为 2~20/10HPF 和/或 Ki - 67 指数为 3%~

20%。而高级别肿瘤是指有丝分裂计数通常>20/10HPF 和/或 Ki-67 指数>20%。在某些分类系统中,肺和胸腺 NETs 的组织学分类不同于胃肠胰 NETs,尤其不包括 Ki-67 但包括坏死评估。根据组织学标准,高分化肺和胸腺 NETs 被分为典型的(低级别,<2 个有丝分裂/10 个 HPF 且无坏死)或非典型(中级别,2~10 个有丝分裂/10 个 HPF 和/或伴有坏死灶)。而高级别、低分化的肺和胸腺神经内分泌癌(NEC)有超过 10 个核分裂/10 个 HPF,且伴随广泛坏死灶。

五、治疗推荐

(一) 手术治疗

NELM 手术治疗结果的前瞻性随机数据缺乏,手术治疗最初是基于与历史对照相比的单一中心的经验,1990—2001 年发表的系列报道中,患者数量较少,4~34 人,平均 19 人,而且患者通常都是肝内病灶予以全部切除,报道的症状缓解率较高(88%~100%),3~5 年的生存率也是令人鼓舞的。由于所有的病灶均完全切除通常是不可能的,McEntee 等在 1990 年第一个提出瘤体减灭的概念,即至少 90% 的肉眼可见肿瘤被完全切除。功能性肿瘤患者激素症状的缓解被认为是可以进行不完全切除的主要理由。2003 年,Sarmiento 等发表了具有里程碑意义的回顾性系列文章,其中 170 例患者接受了外科切除术,至少切除肉眼可见肿瘤的 90%。

有研究者指出,仅仅根据症状缓解很难证明不完全手术切除是合理的,特别是对于无功能性肿瘤的患者,应观察其是否能证明生存率的提高。他们的研究对象包括原发于类癌和胰腺 NET 的肝转移患者,以及功能性和非功能性肿瘤患者。该系列报道还包括未知原发灶肿瘤患者和肝外疾病患者。76% 的患者有双叶肝转移,54% 的患者接受了某种形式的大范围肝切除,44% 的患者完全切除了所有肝内明确的病灶,主要并发症发生率17%,次要并发症发生率4%,死亡率1.2%。96%的患者激素症状得到改善或完全缓解,这些反应持久,中位复发时间为45.5个月,五年复发率为59%,完全切除术后症状复发率较低。5年和10年总生存率分别为61%和35%,中位生存期为81个月。研究人员将他们的结果与未经治疗的NET患者的历史数据进行比较,发现未经治疗的NET患者五年生存率为30%~40%,中位生存时间为24~48个月。相关数据使得研究人员认为外科手术可以使NELM患者的生存率提高,且并发症发生率和死亡率是可以接受的。

2010年,Glazer等发表了类似的系列文章,该系列研究包括182例类癌和胰腺来源的NELM患者,其中140例接受了肝切除术,部分患者对部分病灶进行射频消融(radiofrequency ablation,RFA)。49%的患者肝双叶均有转移,并发症发生率为24%且无围手术期死亡,47%的患者出现术后复发。5年和10年生存率分别为77%和50%,中位生存时间为9.6年。研究者指出,阳性边缘(R1或R2切除)与复发与否或总体生存率无显著相关性。因此,研究人员得出结论,NELM患者即使没有接受完全R0切除,也能从积极的外科手术中获益。

同样在2010年,Mayo等发表了一篇关于NELM手术治疗的综述,该论文汇集了来自8个主要国际肝胆中心的数据。这一大型队列包括339名患者,其中40%为胰腺原发,25%为小肠原发。78%的患者行肝切除术,3%的患者行RFA,19%的患者行肝切除联合RFA。行肝切除术的这部分患者中有45%为大范围肝切除,60%的患者病灶累积肝双叶。根据患者是否接受R0、R1或R2切除将患者分组,其中19%的患者为R2切除。94%的患者在5年内复发,5年和10年总生存率分别为74%和51%,中位生存时间为125个月。中位生存时间是未经治疗的NELM患者的3倍多。功能性NET患者以及接受R0或R1切除术的患者从手术中获益最大。多变量分析显示,同时性肝转移、无功能性肿瘤以及肝外转移与生存率的下降显著相关。

（二）原位肝移植（orthotopic liver transplantation，OLT）

对于不能手术切除的 NELM 患者，只要 NET 原发灶已经切除且无其他器官的转移，肝移植是一种可接受的疗效确定的治疗方式。尽管转移到肝脏，但与来自胃肠道以及胰腺的腺癌肝转移相比，NELM 表现出不同的肿瘤生物学行为：NELM 通常表现出特定的临床表现和长病程；大约一半的 NET 细胞产生激素和/或胺，它们与特定的临床症状和体征有关，也可作为肿瘤标志物；以及某些 NET 对特定阻滞剂的敏感性，从而抑制肿瘤生长并缓解症状。

由于缺乏长期随访结果和前瞻性临床试验，NELM 肝移植选择标准仍然没有明确。一些如 Milan - NET 标准或可以提供一些参考。世界卫生组织（WHO）分级系统根据有丝分裂和 Ki - 67 增殖指数，将高分化 NET 分为 G1 和 G2，低分化的为 G3（如有丝分裂计数＞20/HPF 或 Ki - 67 指数＞20％）。从欧洲肝移植登记系统（ELTR）所获得的数据分析，高分化和低分化 NET 肝移植术后 5 年总生存率分别为 55％和 27％。所以普遍认为 OLT 可以被应用或适用于 G1 和 G2 的 NET 患者。另外，比较常用的选择标准包括年龄（45～55 岁），肝肿瘤低负荷（＜50％）和无肝外疾病，符合这些标准的 NELM 5 年总生存率高达 70％～90％，5 年无进展生存率高达 80％。目前还没有比较肝移植和其他治疗方法疗效及预后的随机临床试验。根据 Fan 等的综述，移植和非移植患者的 5 年总生存期相似，但肝移植患者的 5 年无病生存期有所提高（50％ vs. 34％）。

（三）射频消融（radiofrequency ablation，RFA）

对于肝内多病灶，肝功能欠佳或一般身体状况较差的 NELM 患者，消融治疗比如 RFA 等可作为一种合适的治疗方法。它既可独立应用，也可作为综合治疗的一部分联合外科切除以最大限度清除肿瘤。应用 RFA 治疗 NELM 的临床数据表明其具有良好的耐受性,并发症的发生率为 4%~5%,主要包括出血、伤口感染、肺炎、尿路感染和肝脓肿。高达 95% 的患者在一定程度上出现主观症状缓解,70%~80% 的患者出现明显症状缓解,65%~75% 的患者出现肿瘤指标的下降,如 24 h 尿 50 - HIAA 或 CgA 水平下降。单独采用 RFA 治疗的 NELM 患者的生存数据较少,根据克利夫兰临床小组的报道,63 名接受 80 次消融治疗的患者中位生存时间为 3.9 年。在其他一些研究中,RFA 更多的是作为手术切除的辅助手段,Taner 等报道 RFA 作为联合手段,5 年和 10 年的总生存率分别为 80% 和 59%。消融效果的限制主要是肿瘤的大小,当肿瘤直径超过 3 cm,这将很难实现完全消融,而超过 5 cm 的病灶应视为不合适 RFA,如果肝左右叶均有大量病灶,也被视为单独 RFA 的禁忌。

(四) 生长抑素类似物

生长抑素类似物是治疗 NETs 的基础。有两种长效生长抑素类似物可供选择:长效奥曲肽和兰瑞肽。生长抑素类似物最初仅用于有分泌症状的患者,但 2009 年和 2014 年发表的两篇有关 3 期临床随机研究也显示了其抗增殖作用。在 PROMID 试验中,90 例分化良好的患者被随机分配到安慰剂或奥曲肽组。长效奥曲肽可改善肿瘤进展时间(HR 0.34,95% CI 0.20~0.59),在随后更新的生存分析中,没有发现两组患者的中位总生存期存在统计学差异(84.7 个月 vs. 83.7 个月),但这认为是由于安慰剂组的大部分患者交叉到治疗组所导致。同样在 CLARINET 研究中,204 例中-高分化 NET 被随机分配到兰瑞肽组或安慰剂组,患者接受兰瑞肽治疗后可显著改善无进展生存期(HR 0.47,95% CI 0.30~0.73)。使用生长抑素类似物的副作用包括腹泻、腹痛、恶心、呕吐和高血糖症。另外,接受生长抑素类似物治疗的患者胆石症和胆泥形成的风险增加;因此,对于开始长期服用生长抑素类似物的患者,应考虑预防性胆囊切除术,但这一建议从未在一项前瞻性研究中进行过评估,它是基于回顾性研究得出的。

（五）分子靶向治疗

依维莫司是 mTOR 的抑制剂，在Ⅱ期临床试验中，依维莫司对晚期 NET 耐受性良好，与长效奥曲肽联用显示出对晚期 NET 的抗肿瘤作用。在Ⅲ期临床研究 RADIANT－2 中，429 名晚期 NET 和类癌综合征患者随机接受长效奥曲肽和依维莫司或安慰剂治疗。结果显示，奥曲肽联合依维莫司的患者中位无进展生存期为 16.4 个月，而单独应用奥曲肽的患者为 11.3 个月（$P=0.026$）。然而，中位无进展生存期作为主要终点的这种差异并不满足预定的有统计学意义的阈值。一个开放标签的 RADIANT－2 扩展试验允许出现进展的患者使用依维莫司联合长效奥曲肽治疗，在中位总生存期方面，接受依维莫司联合长效奥曲肽的患者为 29.2 个月，而安慰剂联合长效奥曲肽为 35.2 个月，两组并无显著统计学差异。与依维莫司相关的不良事件主要包括口炎、皮疹、疲劳和腹泻等。在一项针对胰腺来源转移性 NET 的多中心随机研究中，比较舒尼替尼与安慰剂的疗效，接受舒尼替尼的患者的中位无进展生存期为 11.4 个月，而安慰剂组患者为 5.5 个月（$P<0.001$）。舒尼替尼的客观缓解率为 9.3%。与舒尼替尼相关的不良事件包括疲劳、腹泻、黏膜炎，在极少数情况下会发生充血性心力衰竭。

（六）肽受体放射性核素治疗（peptide receptor radionuclide therapy，PRRT）

PRRT 是将发射 α 或 β 射线的放射性核素标记在肿瘤靶向多肽上，通过多肽与瘤细胞膜上受体结合并进一步内化至细胞内，发挥放射性核素射线局部照射能力，破坏 DNA 达到杀伤肿瘤目的。常用治疗 NET 的 PRRT 方法是将发射 β 射线的 ^{90}Y、^{177}Lu 或发射 α 射线的 ^{225}Ac 和 ^{213}Bi 等标记在 SSTR 激动剂（多肽，如 NOC 和 TATE）上，其中 ^{177}Lu－DOTATATE 已被美国 FDA 批准，因为其标记方法简单，标记产物稳定，^{177}Lu 同时发射适于治疗的 β 射线

和适于显像的 γ 射线,一次药物静脉滴注后即可同时完成诊断和治疗两个过程,实现诊疗一体化,更便于临床推广使用。

^{177}Lu‐DOTATATE PRRT 核素治疗前需先行 SRI 显像检查,明确全身肿瘤负荷及肿瘤 SSTR 表达情况。静滴 7.4 GBq^{177}Lu‐DOTATATE,每 6～10 周 1 次,3～5 次为 1 个疗程,治疗同时滴注保护肾脏的药物,注射后需再次显像评估药物在病灶中的浓聚情况。PRRT 治疗主要的不良反应包括骨髓抑制和肾功能损伤,3%～4% 的患者出现骨髓抑制,30% 左右的患者出现轻度肾功能损伤。NETTER‐1 随机对照试验(229 例患者)结果显示,PRRT 治疗与长效奥曲肽(30 mg)联用,患者中位 PFS 为 28.4 个月,ORR 为 18%,疗效显著高于单纯使用长效奥曲肽(60 mg)的对照组(中位 PFS 为 8.5 个月,ORR 为 3%)。同时,联合治疗组患者症状明显缓解,生存质量评分显著提高。

(七) 化疗

传统的细胞毒化疗药物,如链脲佐菌素联合 5‐FU 或阿霉素针对分化好的肠道来源 NET 的客观缓解率较低,一般不超过 10%～15%。相反,链脲佐菌素联合 5‐FU 或者达卡巴嗪单药针对胰腺来源 NET 客观缓解率分别达到 39% 和 33%,且总生存期得到进一步延长。Kulke 等人使用替莫唑胺和沙利度胺治疗胰腺来源 NET,取得 45% 的缓解率,但对于肠道来源 NET 缓解率仅为 7%。对于差分化的 NET 患者,不论其原发部位,EP 方案(顺铂联合依托泊苷)是可选择的治疗方案,缓解率可达到 55%～80%,中位缓解持续时间为 8～11 个月。另外,卡培他滨联合奥沙利铂的疗效在一项 Ⅱ 期研究中得到了较好的评价,患者的缓解率为在低分化 NET 中为 23%,在高分化 NET 中为 30%。在 Ⅲ 期临床试验 E1281 研究中对 5‐FU 联合链霉素或阿霉素进行了评估,两组的缓解率约为 16%,进展后给予达卡巴嗪治疗,缓解率为 8%。一项评估贝伐珠单抗和卡培他滨的 Ⅱ 期临床试验中,共有 49 例晚期和/或转移性胃肠道 NET 患者入组,中位 PFS 为 23.4 个月,18%

的患者出现部分缓解,70%的患者处于疾病稳定状态。相似的结果也出现在 FOLFOX(氟尿嘧啶、亚叶酸钙、奥沙利铂)和 CAPOX(卡培他滨、奥沙利铂)分别联合贝伐珠单抗的研究中,中位 PFS 分别为 19.3 个月和 16.7 个月。

(八) 免疫治疗

近年来免疫治疗,尤其是靶向程序性死亡[蛋白]- 1 (programmed death - 1,PD - 1)/程序性死亡[蛋白]配体- 1 (programmed death ligand - 1,PD - L1)的免疫检控点抑制剂 (immune checkpoint inhibitor,ICI)在多种肿瘤类型中显示临床疗效,而在 NETs 中还处于临床探索阶段,现有临床试验结果总体有效率很低。ICI 目前不推荐作为 NETs 的标准治疗手段,仅对于已接受规范系统的多线治疗后仍持续进展的转移性 NETs 患者,可在综合评估后考虑尝试 ICI 治疗。评估有高度微卫星不稳定(microsatellite instability-hig,MSI - H)、错配修复缺陷 (mismatch repair deficiency,dMMR)或肿瘤突变负荷高(tumor mutation burden-high,TMB - H)的患者,是潜在的 ICI 治疗获益人群。因此,对既往已接受正规系统治疗但仍持续进展的 NETs 患者,在行上述免疫评估后可考虑尝试 PD - 1/L1 为靶点的免疫治疗。

(九) 总结和展望

手术切除仍是治疗 NELM 的主要手段。如果可以,原发病灶及肝转移灶尽可能根治性切除。即使是减瘤手术,患者也可获益,如果肿瘤负荷可减少 80%~90%,可考虑手术切除联合消融治疗。对于不能切除的 NELM 患者,肝移植是可以选择的治疗方案,但需谨慎选择患者。对于在双叶受累或肝内弥漫性转移的患者,介入治疗及内科治疗仍然发挥着重要作用。目前对 NELM 的治疗仍有许多未知因素,尤其是在一种相对少见的疾病上进行大规模的随机对照试验尤其困难。由于目前为止手术切除仍是治愈的唯一希望,因此对于 NELM 患者,应探索降低肿瘤分期或缩小肿瘤体积的方法以获得手术切除的可能。虽然多种系统治疗(生长抑素类似物、PRRT、化疗、靶向治疗)已被证实有效,但很少有研究探讨新辅助治疗的潜在作用。对于复发性疾病的处理和手术后的最佳辅助治疗方案,也没有明确的答案。为了找到最佳的治疗策略,不同专业之间的合作,如肿瘤科、放射科和外科的相互协作是至关重要的。

(张 宁)

参考文献

[1] Dasari A, Shen C, Halperin D, et al. Trends in the incidence, prevalence, and survival outcomes in patients with neuroendocrine tumors in the united states[J]. JAMA Oncol, 2017, 3(10): 1335 - 1342.

[2] Hallet J, Law CH, Cukier M, et al. Exploring the rising incidence of neuroendocrine tumors: A population-based analysis of epidemiology, metastatic presentation, and outcomes[J]. Cancer, 2015, 121(4): 589 - 597.

[3] Yao JC, Hassan M, Phan A, et al. One hundred years after "carcinoid": Epidemiology of and prognostic factors for neuroendocrine tumors in 35, 825 cases in the united states[J]. J Clin Oncol, 2008, 26 (18): 3063 - 3072.

[4] Riihimaki M, Hemminki A, Sundquist K, et al. The epidemiology of metastases in neuroendocrine tumors[J]. Int J Cancer, 2016, 139(12): 2679 - 2686.

[5] Frilling A, Modlin IM, Kidd M, et al. Recommendations for management of patients with neuroendocrine liver metastases [J]. Lancet Oncol, 2014, 15(1): e8 - e21.

[6] Steinmüller T, Kianmanesh R, Falconi M, et al. Consensus guidelines for the management of patients with liver metastases from digestive (neuro) endocrine tumors: foregut, midgut, hindgut, and unknown primary[J]. Neuroendocrinology, 2008, 87(1): 47 - 62.

[7] Rindi G, Klöppel G, Couvelard A, et al. TNM staging of midgut and

hindgut（neuro）endocrine tumors: a consensus proposal including a grading system[J]. Virchows Arch, 2007, 451(4): 757-762.

[8] Sutliff VE, Doppman JL, Gibril F, et al. Growth of newly diagnosed, untreated metastatic gastrinomas and predictors of growth patterns[J]. J Clin Oncol, 1997, 15(6): 2420-2431.

[9] Edge SB, Byrd DR, Compton CC, et al. AJCC Cancer Staging Manual [M]. 7th edition. New York: Springer, 2010.

[10] Amin MB, Edge SB, Greene FL, et al. AJCC Cancer Staging Manual [M]. 8th edition. New York: Springer, 2017.

[11] Chagpar R, Chiang YJ, Xing Y, et al. Neuroendocrine tumors of the colon and rectum: prognostic relevance and comparative performance of current staging systems[J]. Ann Surg Oncol, 2013, 20(4): 1170-1178.

[12] Landry CS, Brock G, Scoggins CR, et al. A proposed staging system for small bowel carcinoid tumors based on an analysis of 6, 380 patients [J]. Am J Surg, 2008, 196(6): 896-903.

[13] Kim MK, Warner RR, Roayaie S, et al. Revised staging classification improves outcome prediction for small intestinal neuroendocrine tumors [J]. J Clin Oncol, 2013, 31(30): 3776-3781.

[14] Strosberg JR, Weber JM, Feldman M, et al. Prognostic validity of the American Joint Committee on Cancer staging classification for midgut neuroendocrine tumors[J]. J Clin Oncol, 2013, 31(4): 420-425.

[15] Kulke MH. Are neuroendocrine tumors going mainstream? [J]. J Clin Oncol, 2013, 31(4): 404-405.

[16] Curran T, Pockaj BA, Gray RJ, et al. Importance of lymph node involvement in pancreatic neuroendocrine tumors: impact on survival and implications for surgical resection[J]. J Gastrointest Surg, 2015, 19(1): 152-160.

[17] Strosberg JR, Cheema A, Weber J, et al. Prognostic validity of a novel American Joint Committee on Cancer Staging Classification for pancreatic neuroendocrine tumors[J]. J Clin Oncol, 2011, 29(22): 3044-3049.

[18] Tomassetti P, Migliori M, Simoni P, et al. Diagnostic value of plasma chromogranin A in neuroendocrine tumours[J]. Eur J Gastroenterol Hepatol, 2001, 13(1): 55-58.

［19］ Zatelli MC, Torta M, Leon A, et al. Chromogranin A as a marker of neuroendocrine neoplasia: an Italian multicenter study[J]. Endocr Relat Cancer, 2007, 14(2): 473 - 482.

［20］ Carling RS, Degg TJ, Allen KR, et al. Evaluation of whole blood serotonin and plasma and urine 5 - hydroxyindole acetic acid in diagnosis of carcinoid disease[J]. Ann Clin Biochem, 2002, 39 (Pt 6): 577 - 582.

［21］ Kwekkeboom DJ, Krenning EP, Scheidhauer K, et al. ENETS consensus guidelines for the standards of care in neuroendocrine tumors: somatostatin receptor imaging with (111) in-pentetreotide[J]. Neuroendocrinology, 2009, 90(2): 184 - 189.

［22］ Kumbasar B, Kamel IR, Tekes A, et al. Imaging of neuroendocrine tumors: accuracy of helical CT versus SRS[J]. Abdom Imaging, 2004, 29(6): 696 - 702.

［23］ Rockall AG, Planche K, Power N, et al. Detection of neuroendocrine liver metastases with MnDPDP-enhanced MRI [J]. Neuroendocrinology, 2009, 89(3): 288 - 295.

［24］ WHO. WHO Classification of Tumours of Endocrine Organs [M]. Vol. 10 (ed 4). Lyon, France: International Agency for Research on Cancer (IARC), 2017.

［25］ Rindi G, Kloppel G, Couvelard A, et al. TNM staging of midgut and hindgut (neuro) endocrine tumors: a consensus proposal including a grading system[J]. Virchows Arch, 2007, 451(4): 757 - 762.

［26］ Marx A, Shimosato Y, Kuo TT, et al. Thymic neuroendocrine tumours[M]. In: Travis WD BE, Muller-Hermelink HK, Harris CC, et al. WHO Classification of Tumours of the Lung, Pleura, Thymus and Heart. Lyon: IARC, 2004.

［27］ Chamberlain RS, Canes D, Brown KT, et al. Hepatic neuroendocrine metastases: does intervention alter outcomes? [J]. J Am Coll Surg, 2000, 190(4): 432 - 445.

［28］ McEntee GP, Nagorney DM, Brown KT, et al. Cytoreductive hepatic surgery for neuroendocrine tumors[J]. Surgery, 1990, 108(6): 1091 - 1096.

［29］ Sarmiento JM, Heywood G, Rubin J, et al. Surgical treatment of neuroendocrine metastases to the liver: a plea for resection to increase survival[J]. J Am Coll Surg, 2003, 197(1): 29 - 37.

[30] Glazer ES, Tseng JF, Al-Refaie W, et al. Long-term survival after surgical management of neuroendocrine hepatic metastases[J]. HPB (Oxford), 2010, 12(6): 427 - 433.

[31] Mayo SC, de Jong MC, Pulitano C, et al. Surgical management of hepatic neuroendocrine tumor metastasis: results from an international multi-institutional analysis[J]. Ann Surg Oncol, 2010, 17(12): 3129 - 3136.

[32] Frilling A, Modlin IM, Kidd M, et al. Recommendations for management of patients with neuroendocrine liver metastases [J]. Lancet Oncol, 2014, 15(1): e8 - e21.

[33] Cidon EU. New therapeutic approaches to metastatic gastroenteropancreatic neuroendocrine tumors: A glimpse into the future[J]. World J Gastrointest Oncol, 2017, 9(1): 4 - 20.

[34] Rossi RE, Ciafardini C, Sciola V, et al. Chromogranin A in the follow-up of gastroenteropancreatic neuroendocrine neoplasms: is it really game over? a systematic review and meta-analysis[J]. Pancreas, 2018, 47(10): 1249 - 1255.

[35] Mazzaferro V, Sposito C, Coppa J, et al. The long-term benefit of liver transplantation for hepatic metastases from neuroendocrine tumors[J]. Am J Transplant, 2016, 16(10): 2892 - 2902.

[36] American Joint Committee on Cancer. AJCC cancer staging manual [M]. 8th edition. Chicago IL: Springer, 2017.

[37] Le Treut YP, Gregoire E, Klempnauer J, et al. Liver transplantation for neuroendocrine tumors in Europe results and trends in patient selection: a 213-case European liver transplant registry study[J]. Ann Surg, 2013, 257(5): 807 - 815.

[38] Clift AK, Frilling A. Management of patients with hepatic metastases from neuroendocrine tumors[J]. Ann Saudi Med, 2014, 34(4): 279 - 290.

[39] Alagusundaramoorthy SS, Gedaly R. Role of surgery and transplantation in the treatment of hepatic metastases from neuroendocrine tumor[J]. World J Gastroenterol, 2014, 20 (39): 14348 - 14358.

[40] Fan ST, Le Treut YP, Mazzaferro V, et al. Liver transplantation for

neuroendocrine tumour liver metastases[J]. HPB (Oxford), 2015, 17 (1): 23 - 28.

[41] Berber E, Flesher N, Siperstein AE. Laparoscopic radiofrequency ablation of neuroendocrine liver metastases[J]. World J Surg, 2002, 26 (8): 985 - 990.

[42] Mazzaglina PJ, Berber E, Milas M, et al. Laparoscopic radiofrequency ablation of neuroendocrine liver metastases: a 10-year experience evaluation predictors of survival[J]. Surgery, 2007, 142(1): 10 - 19.

[43] Taner T, Atwell TD, Zhang L, et al. Adjunctive radiofrequency ablation of metastatic neuroendocrine cancer to the liver complements surgical resection[J]. HPB (Oxford), 2013, 15(3): 190 - 195.

[44] Rinke A, Müller HH, Schade-Brittinger C, et al. Placebo-controlled, doubleblind, prospective, randomized study on the effect of octreotide LAR in the control of tumor growth in patients with metastatic neuroendocrine midgut tumors: a report from the PROMID study group [J]. J Clin Oncol, 2009, 27(28): 4656 - 4663.

[45] Caplin ME, Pavel M, Ćwikła JB, et al. Lanreotide in metastatic enteropancreatic neuroendocrine tumors[J]. N Engl J Med, 2014, 371 (3): 224 - 233.

[46] Rinke A, Wittenberg M, Schade-Brittinger C, et al. Placebo-controlled, double blind, prospective, randomized study on the effect of octreotide LAR in the control of tumor growth in patients with metastatic neuroendocrine midgut tumors (PROMID): results on long-term survival[J]. Neuroendocrinology, 2017, 104(1): 26 - 32.

[47] Yao JC, Phan AT, Chang DZ, et al. Efficacy of RAD001 (everolimus) and octreotide LAR in advanced low- to intermediate-grade neuroendocrine tumors: results of a phase II study[J]. J Clin Oncol, 2008, 26(26): 4311 - 4318.

[48] Pavel ME, Hainsworth JD, Baudin E, et al. Everolimus plus octreotide long-acting repeatable for the treatment of advanced neuroendocrine tumours associated with carcinoid syndrome (RADIANT - 2): a randomised, placebo-controlled, phase 3 study[J]. Lancet, 2011, 378 (9808): 2005 - 2012.

[49] Pavel ME, Baudin E, Oberg KE, et al. Efficacy of everolimus plus octreotide LAR in patients with advanced neuroendocrine tumor and

carcinoid syndrome: final overall survival from the randomized, placebocontrolled phase 3 RADIANT - 2 study[J]. Ann Oncol, 2017, 28(7): 1569 - 1575.

[50] Raymond E, Dahan L, Raoul JL, et al. Sunitinib malate for the treatment of pancreatic neuroendocrine tumors[J]. N Engl J Med, 2011, 364(6): 501 - 513.

[51] Strosberg JR, Wolin EM, Chasen B. NETTER - 1 phase Ⅲ: progression-free survival, radiographic response, and preliminary overall survival results in patients with midgut neuroendocrine tumors treated with 177Lu-Dotatate[J]. J Clin Oncol, 2016, 34(Suppl 4S): 13.

[52] Norton JA, Warren RS, Kelly MG, et al. Aggressive surgery for metastatic liver neuroendocrine tumors[J]. Surgery, 2003, 134(6): 1057 - 1063.

[53] Kouvaraki MA, Ajani JA, Hoff P, et al. Fluorouracil, doxorubicin, and streptozocin in the treatment of patients with locally advanced and metastatic pancreatic endocrine carcinomas[J]. J Clin Oncol, 2004, 22 (23): 4762 - 4771.

[54] Kulke MH, Stuart K, Enzinger PC, et al. Phase Ⅱ study of temozolomide and thalidomide in patients with metastatic neuroendocrine tumors[J]. J Clin Oncol, 2006, 24(3): 401 - 406.

[55] Fjällskog ML, Granberg DP, Welin SL, et al. Treatment with cisplatin and etoposide in patients with neuroendocrine tumors[J]. Cancer, 2001, 92(5): 1101 - 1107.

[56] Bajetta E, Catena L, Procopio G, et al. Are capecitabine and oxaliplatin (XELOX) suitable treatments for progressing low-grade and high-grade neuroendocrine tumours? [J]. Cancer Chemother Pharmacol, 2007, 59(5): 637 - 642.

[57] Sun W, Lipsitz S, Catalano P, et al. Phase Ⅱ/Ⅲ study of doxorubicin with fluorouracil compared with streptozocin with fluorouracil or dacarbazine in the treatment of advanced carcinoid tumors: Eastern Cooperative Oncology Group Study E1281[J]. J Clin Oncol, 2005, 23 (22): 4897 - 4904.

[58] Mitry E, Walter T, Baudin E, et al. Bevacizumab plus capecitabine in patients with progressive advanced well-differentiated neuroendocrine

tumors of the gastro-intestinal (GI - NETs) tract (BETTER trial)-a phase Ⅱ non-randomised trial[J]. Eur J Cancer, 2014, 50(18): 3107 - 3115.

[59] Kunz PL, Balise RR, Fehrenbacher L, et al. Oxaliplatin fluoropyrimidine chemotherapy plus bevacizumab in advanced neuroendocrine tumors: an analysis of 2 phase Ⅱ trials[J]. Pancreas, 2016, 45(10): 1394 - 1400.

第十章 甲状腺癌肝转移

一、概述

甲状腺癌(thyroid carcinoma,TC)约占全身恶性肿瘤的1%,但它在内分泌系统中最为常见,是目前发病率增长最快的实体恶性肿瘤。在近20年中,世界范围内分化型甲状腺癌(DTC)发病率的上升主要归因于影像诊断方法尤其是超声诊断水平的提高。2012年,我国癌症登记中心的年报显示,城市人群中甲状腺癌位居癌症患病的第4位。男性平均发病率约为1.5/10万人年,女性平均发病率约为4.7/10万人年,男女性发病比约为1∶3。甲状腺乳头状癌和滤泡状癌属于分化型甲状腺癌,占甲状腺癌的90%以上。

甲状腺癌确切的病因目前尚难确定,但可能与下列因素有关。① 电离辐射是甲状腺癌最明确的危险因素。② 缺碘和高碘地区的甲状腺癌发病率均明显高于碘正常地区。③ 雌激素的作用。目前认为雌激素可能是诱发女性甲状腺癌的重要因素。④ 部分甲状腺髓样癌有家族遗传性,髓样癌患者约有20%存在家族遗传背景。⑤ 目前有资料显示,甲状腺的自身免疫性疾病与甲状腺癌也有一定关系。

二、分类与分期

甲状腺癌最常见的是乳头状甲状腺癌(papillary thyroid

carcinoma，PTC），约占甲状腺癌的 80%；其次是滤泡状甲状腺癌（follicular thyroid carcinoma，FTC），约占甲状腺癌的 15%；前二种统称为分化型甲状腺癌（differentiated thyroid carcinoma，DTC），此型甲状腺癌特点为生长缓慢、生存期长、病死率低。甲状腺未分化癌（anaplastic thyroid carcinoma，ATC）发病率最低，约占所有甲状腺癌的 2%。甲状腺髓样癌（medullary thyroid carcinoma，MTC）来自滤泡旁细胞（C 细胞），属中度恶性，约占所有甲状腺癌的 3%。分化型甲状腺癌和甲状腺髓样癌的肝转移治疗目前以手术为主。未分化癌恶性度高，不论手术与否，预后均很差，平均病程约为 6 个月。

精准的肿瘤分期和风险分层对改善生存、降低复发、避免过度治疗具有重要意义。目前，常见的甲状腺癌预后情况的评估体系是美国癌症联合委员会（AJCC）肿瘤-淋巴结转移（tumor-nodes-metastases，TNM）分期（表 10 - 1）。

表 10 - 1　第 8 版分化型甲状腺癌 TNM 定义

原发肿瘤 T 分期	区域淋巴结 N 分期
Tx　原发肿瘤无法评估	Nx　区域淋巴结无法评估
T0　没有原发肿瘤的证据	N0　没有区域淋巴结转移的证据
T1　　肿瘤＜2 cm，仅限于甲状腺	N0a 一个或多个细胞学或组织学确认的良性淋巴结
T1a 肿瘤＜1 cm，仅限于甲状腺	N0b 没有局部淋巴结转移的影像学或临床证据
T1b 肿瘤 1～2 cm，仅限于甲状腺	N1　区域淋巴结转移
T2　　肿瘤 2～4 cm，仅限于甲状腺	N1a 单侧或双侧Ⅵ区或Ⅶ区淋巴结转移
T3　　肿瘤＞4 cm 仅限于甲状腺或侵犯带状肌	N1b 单侧或双侧或对侧颈淋巴结或咽后淋巴结转移

（续表）

原发肿瘤 T 分期	区域淋巴结 N 分期
T3a 肿瘤＞4 cm 仅限于甲状腺	
T3b 任意大小肿瘤侵犯带状肌	远处转移 M 分期
T4　肿瘤侵犯到主要颈部结构	M0 无远处转移
T4a 任意大小肿瘤侵犯皮下软组织、喉部、气管、食管或喉返神经	M1 有远处转移
T4b 任意大小肿瘤侵犯椎前筋膜或包裹颈动脉或纵隔血管	

三、治疗推荐

（一）DTC 肝转移规范化治疗

分化型甲状腺癌（DTC）包括乳头状甲状腺癌与滤泡状甲状腺癌，占甲状腺癌的 90％以上。约 10％的 DTC 患者在发现时就存在远处转移或在随访期间发展为远处转移。肺、骨是常见的转移部位。在出现远处转移的患者中，不到 5％的患者有肝、脑等器官转移。由于甲状腺癌肝脏转移有关的临床症状几乎没有，并且肝功能、肿瘤指标等检查大都在正常值范围，甲状腺癌肝转移症状非常容易被忽略。

国内余永利等报道一组 354 例分化型甲状腺癌术后患者中肝转移者 5 例。其中男性 1 例，女性 4 例。首诊时年龄 51～62 岁，术后病理分类乳头状 3 例，滤泡状 1 例，低分化 1 例。肝单叶转移 2 例，双叶转移 3 例。分化型甲状腺癌肝转移临床特点如下：多见于老年肿瘤晚期患者，女性多于男性，肿瘤病理分型以乳头状癌多见，大都伴有肺和骨转移。

分化型甲状腺癌肝转移往往合并有肺和骨转移，一些单独肝寡转移者很少，对于肝寡转移者患者可以通过手术切除治疗（开腹或腔镜）或射频消融（开腹或腔镜）获得治愈；对于合并肺、骨转移的肝转移患者系统的规范化治疗非常重要。

分化型甲状腺癌肝转移合并肺、骨转移的患者的治疗方法主要 TSH 抑制治疗（内分泌治疗）、放射性碘治疗、系统性靶向治疗、局部治疗、化疗等。

1. TSH 抑制治疗（内分泌治疗）　在有肝、肺、骨等远处转移的患者中，TSH 抑制疗法可以提高患者的无进展生存期（PFS）。然而，长期抑制 TSH 会增加心律失常的发生率并降低骨密度。目前根据研究结果，应当调整左甲状腺素的服用剂量使得 TSH 处于 0.1 mU/L 以下，并且要求长期维持 TSH<0.1 mIU/L。

2. 放射性碘治疗　该疗法是目前甲状腺癌非手术治疗的主要方法。全身给予^{131}I 后，转移的甲状腺病灶组织特异性将其吸收，通过其释放出的高能 β 射线破坏癌细胞，其疗效取决于组织摄取放射性碘的能力。^{131}I 治疗前均停服甲状腺片及含碘食物 4 周以上，为了使肝转移性病灶尽快得到有效治疗，首次清除术后剩余甲状腺^{131}I 剂量一般为 3.7 GBq。余永利报道 2 例肝转移性病灶经过^{131}I 治疗后肝转移灶消失。提示有摄碘功能的分化型甲状腺癌肝转移术后^{131}I 治疗，能控制患者病情发展、局限转移灶、延长生存期。在一项纳入 124 例经^{131}I 治疗远处转移获得完全缓解的患者的研究中，平均随访 8 年后只有 7 例患者复发。

3. 靶向治疗　在过去的 10 年里，人们对分化型甲状腺癌信号传导通路的改变有了很多新的认识。随着对分化型甲状腺癌分子靶向治疗研究的深入开展，部分药物被证实可以抑制肿瘤生长、延长疾病无进展生存期。靶向治疗以丝苏氨酸蛋白激酶（BRAF）突变、血管内皮生长因子（VEGFR）等分子改变和丝裂原活化蛋白激酶（MAPK）与磷脂酰肌醇-3-激酶（PI3K）信号通路改变为治疗靶点的药物成为研究热点。酪氨酸激酶受体抑制剂（TKI）通过与酪氨酸激酶受体结合位点的 ATP 竞争性结合发挥其抗肿瘤活性。TKI 不仅可以阻断体内的细胞信号通路,直接抑制肿瘤细胞的增殖,还可以作用于血管内皮生长因子受体等多种酪氨酸受体,阻断肿瘤新生血管的生成,间接抑制肿瘤细胞的生长,目前美国FDA 已经批准索拉非尼与仑伐替尼用于有远处转移的分化型甲状腺癌的治疗。靶向治疗在晚期甲状腺癌的治疗中显示了广泛的应用前景,但靶向治疗相关不良反应也非常普遍,可能导致药物减量甚至停药。常见不良反应有皮疹、高血压、胃肠道毒性、疲乏、蛋白尿及甲状腺功能受损等。

4. 局部治疗　外照射和外科手术是分化型甲状腺癌肝、肺、脑、骨寡转移的主要局部治疗手段,寡转移的定义现尚无统一标准,通常认为转移灶数量为 1～5。对于肝寡转移者,可以根据在肝的具体部位行手术切除或者结合术中超声行射频消融手术,手术效果良好;对于肺寡转移病灶,立体定向放射治疗在保证充足生物剂量的前提下,可获得不错的临床疗效,但对于弥漫性多发肺转移灶,外照射只作为备选治疗手段。对于骨转移患者,外照射主要适用于有局部疼痛症状或严重骨质破坏的承重骨转移病灶,外照射可以有效缓解疼痛症状、减少及延缓病理性骨折等事件的发生,提高生活质量;对于孤立、有症状的转移灶,外照射还可以作为外科手术切除后的补充治疗。脑转移的情况有些特殊,由于 [131]I 治疗可引起肿瘤周围组织的水肿,所以外照射和外科手术是脑转移的主要治疗手段;且不论转移灶的数量、大小及是否摄碘,外照射均可应用。脑转移的死亡率高达 67%,但文献报道手术完全切除后其中位生存期可达 12.4 个月。随着放疗技术的发展,尤其是立体定向放射治疗也可获得与手术近似的疗效。

5. 化疗　对于复发转移性 DTC,化疗仅作为经手术、[131]I 及TSH 抑制等治疗无效时的姑息或尝试治疗。复发、转移性 DTC的疾病进展呈现异质性,部分表现为惰性的生长方式。以往,化疗是晚期甲状腺癌的系统性治疗手段,阿霉素单药治疗是常用的治疗方案,随机对照研究显示联合其他化疗药物虽然增加了肿瘤缓解率,但并没有改善生存。对于 TKI 治疗不敏感的 DTC,化疗可能有一定疗效,吉西他滨联合奥沙利铂方案对其的有效率达 57%,但因样本量较小,仍需进一步验证。

(二) MTC 肝转移规范化治疗

甲状腺髓样癌(MTC)是一种起源于甲状腺滤泡旁细胞(C 细胞)的神经内分泌肿瘤,占所有甲状腺癌的 3% 左右;与分化型甲状腺癌相比,MTC 恶性程度较高,易早期出现转移肝、肺、骨转移,除外科手术外对放化疗均不敏感,预后相对较差。MTC 起源于甲状腺滤泡旁细胞(C 细胞),能分泌多种神经内分泌多肽如降钙素、癌胚抗原。根据疾病的遗传特征,MTC 可分为散发型和遗传型(约占 25%)。遗传型甲状腺髓样癌又可根据临床特点分为多发性内分泌腺病 2A 型(MEN2A),多发性内分泌腺瘤 2B 型(MEN2B)以及家族 MTC(FMTC)。在分子机制上,生殖细胞 RET 原癌基因的错义突变、重排和丢失与遗传型 MTC 有关,而散发型则与肿瘤的体细胞 RET 基因突变相关。

远处转移是甲状腺髓样癌的主要死亡原因,发生远处转移后,其 5 年 OS 为 25%,10 年 OS 为 10%,甲状腺髓样癌发生肝转移约占 45%,肝转移病灶通常表现为肝上多发性的小结节,直径往往 <1 cm。MTC 肝转移的临床表现往往是高钙血症相关性腹泻,而与肝脏相关的临床症状几乎没有,肝功能检测也常常在正常范围内,影像学上常常表现为富血供的多发性小结节。

MTC 患者在接受外科手术治疗后,一般有 3 种不同的治疗结局,即生化治愈、解剖治愈以及肿瘤残留。生化治愈是指术后影像学检查未发现病灶,并且血清降钙素和 CEA 水平降至正常。解剖治愈是指术后影像学检查未发现病灶,但是血清降钙素及 CEA 仍然持续高于正常水平,这种情况通常提示存在病灶残留或者可能存在远处转移灶。肿瘤残留则是指存在影像学检查或是肉眼能够发现的病灶残留。降钙素与癌胚抗原是进展期 MTC 的敏感肿瘤学指标,当降钙素 >1 000 pg/L,要高度怀疑远处转移,特别是肝脏转移。肝转移病灶的诊断主要依赖于 B 超、增强 CT、增强 MRI 或

PET-CT。所以其诊断往往要结合如下要点：① 有 MTC 手术病史；② 降钙素及 CEA 持续高于正常水平；③ 肝脏增强 CT 或 MRI 显示为富血供的直径＜1 cm 的多发性结节。

由于 MTC 源于甲状腺滤泡旁细胞，肿瘤细胞不依赖于 TSH 的生物学活性，因此其对内分泌与 ^{131}I 治疗无效。其主要治疗依赖于肝局部治疗与全身性系统治疗。

1. 针对肝脏局部转移的治疗　对于肝脏寡转移患者，可采用腹腔镜或者开腹肝切除。或对于＜3 cm 的肿块，也可以采用腹腔镜下或者开腹下射频消融手术。对于多发性的肝脏转移病灶，也可以 ALPPS(联合肝脏分割与门静脉结扎的二步肝切除术)。

2. 全身性系统治疗

(1) MTC 的靶向治疗：该疗法进展迅速，首先 *RET* 基因突变是 MTC 发病的分子学基础，因此对于 MTC 有着明确的生物治疗靶点。其次由于 MTC 来源于甲状腺 C 细胞，能够表达降钙素、降钙素基因相关肽等，在其他组织中则很少表达或不表达，这使得药物研发过程中载体精准靶向甲状腺成为可能。而且相比于其他恶性肿瘤的靶向治疗所造成的严重副作用来讲，即使生物治疗破坏了全部甲状腺组织，也能够进行有效的替代治疗来减轻靶向治疗的不良后果。目前，MTC 的靶向治疗药物研究方向主要集中在 RET 信号转导通路、抗血管生成以及靶向作用于 MTC 细胞的放射性核素治疗等方面。已上市的凡德他尼和卡博替尼等均有着良好的客观缓解率，也有处于临床试验阶段的新型 RET 抑制剂获得了良好的试验数据。

(2) 化疗：MTC 属于神经内分泌肿瘤（APUD），因此 AUPD 有效的化疗方案可以用于甲状腺髓样癌的化疗，但 MTC 患者不提倡化疗用药的常规应用。如病情进展迅速，有转移性肿瘤残留，或复发不便进行其他姑息性治疗的患者可以考虑接受该项治疗，但在相关临床试验中表明效果较有限，能产生最好效果的药物是多柔比星、五氟尿嘧啶和顺铂等，但可部分获得缓解的最佳反应率仅有 20％左右，且反应时间短暂，目前多主张联合用药。

(三) ATC 肝转移规范化治疗

甲状腺未分化癌(ATC)又称间变性癌或肉瘤样癌,时常侵犯食管、气管等甲状腺周围组织,其发病率低,仅占甲状腺恶性肿瘤的 2%左右,但其死亡率却极高,是甲状腺癌最主要的死亡原因。其好发于中老年女性,即使积极治疗,五年生存率也很低,低于10%。其临床表现为呼吸困难、吞咽困难、声音嘶哑、颈部疼痛症状且进展速度快。约 50%的患者在就诊时有远处转移,约 25%患者在治疗过程中或疾病后续发展中出现远处转移,80%转移至肺,6%~16%转移至骨,5%~13%转移至脑,肝脏等腹部转移少见。

对于原发病灶控制较好的肝转移病灶的局部治疗,肝寡转移患者可以采用腹腔镜下射频或微波消融,或腹腔镜或开腹手术切除。

有肺、骨、肝等器官多处转移的 ATC 患者,为预防气管与食管受压,应及时处理甲状腺原发灶,再处理转移灶,并进行全身治疗。

化疗是否可以延长患者生存期、改善预后仍然存在争议。从理论上讲,化疗可以通过缩小原发灶提高手术机会、增加放疗敏感性、控制远处转移等不同方式改善预后,但由于 ATC 特殊的生物学特性,对大多化疗药物耐药,目前常用的化疗方案为:顺铂、多柔比星、长春新碱和紫杉醇单药或其中两药联合。

目前 ATC 分子靶向治疗主要以抑制肿瘤新生血管形成及细胞增殖为主,索拉非尼是一种口服酪氨酸激酶抑制剂,具有双重抗肿瘤作用,一方面结合丝氨酸/苏氨酸蛋白激酶 B-raf(BRAF)区域,阻断 BRAF 信号转导通路;另一方面则阻断新生血管生成;吉非替尼是抗表皮生长因子受体(EGFR)靶向药物在 ATC 细胞中EGFR 过表达。

外放疗适用于所有确诊 ATC 患者,既是已失去手术机会患者可供选择的主要治疗方式,也是术后主要的辅助治疗手段。

(毛岸荣)

参考文献

[1] 朱瑞森,余永利,陆汉魁,等.大剂量 131I 治疗 312 例分化型甲状腺癌转移灶的临床分析[J].中华核医学与分子影像杂志,2002,22(6):325 - 327.

[2] Smallridge RC, Copland JA. Anaplastic thyroid carcinoma: pathogenesis and emerging therapies[J]. Clinical Oncology, 2010, 22 (6): 486 - 497.

[3] Sabra MM, Dominguez JM, Grewal RK, et al. Clinical outcomes and molecular profileofdifferentiated thyroid cancers with radioiodine-avid distant metastases[J]. J Clin Endocrinol Metab, 2013, 98(5): E829 - E836.

[4] Schlumberger M, Brose M, Elisei R, et al. Definition and management of radioactive iodine-refractory differentiated thyroid cancer[J]. Lancet Diabetes Endocrinol, 2014, 2(5): 356 - 358.

[5] Droz JP, Schlumberger M, Rougier P, et al. Chemotherapy in metastatic nonanaplastic thyroid cancer: experience at the Institut Gustave-Roussy[J]. Tumori, 1990, 76(5): 480 - 483.

[6] Drilon A, Laetsch TW, Kummar S, et al. Efficacy of Larotrectinib in TRK Fusion-Positive Cancers in Adults and Children[J]. N Engl J Med, 2018, 378: 731 - 739.

[7] Spano JP, Vano Y, Vignot S, et al. GEMOX regimen in the treatment of metastatic differentiated refractory thyroid carcinoma [J]. Med Oncol, 2012, 29(3): 1421 - 1428.

[8] Chen L, Shen Y, Luo Q, et al. Response to sorafenib at a low dose in patients with radioiodine-refractory pulmonary metastases from papillary thyroidcarcinoma[J]. Thyroid, 2011, 21(2): 119 - 124.

[9] 王宇,渠宁,史潇,等.甲状腺髓样癌诊治现状及热点问题思考[J].肿瘤预防与治疗,2019(6): 475 - 479.

[10] Hong DS, Cabanillas ME, Wheler J, et al. Inhibition of the Ras/Raf/MEK/ERK and RET kinase pathways with the combination of the multikinase inhibitor sorafenib and the farnesyltransferase inhibitor tipifarnib in medullary and differentiated thyroid malignancies[J]. J Clin Endocrinol Metab, 2011, 96(4): 997 - 1005.

[11] Schlumberger M, Bastholt L, Dralle H, et al. 2012 European thyroid association guidelines for metastatic medullary thyroid cancer [J].

European Thyroid Journal，2012，1(1)：5 - 14.

[12] Ravaud A，de la Fouchardiere C，Caron P，et al. A multicenter phase Ⅱ study of sunitinib in patients with locally advanced or metastatic differentiated，anaplastic or medullary thyroid carcinomas：mature data from the THYSU study[J]. Eur J Cancer，2017，76：110 - 117.

第十一章　胃癌肝转移

一、概述

（一）胃癌

胃癌（gastric carcinoma）是指胃上皮来源的原发性恶性肿瘤，是人类消化道肿瘤常见的种类之一，居全球所有恶性肿瘤发病率的第五位、肿瘤相关死亡率第三位。胃癌新发患者超过 70% 出现在发展中国家，约 50% 来自东亚，其中以中国、日本和韩国患者多见。中国是全世界胃癌发病率和死亡率最高的国家，最新统计胃癌年发病率为 30/10 万人年，每年新发胃癌病例约 41 万，死亡病例约 29.4 万，新发和死亡病例均占全世界胃癌病例的 40% 以上。由于早期缺乏特异性症状和有效分子标志物，胃癌通常发现较晚，大多数发现时已发生远处转移。从解剖学上讲，肝脏是胃癌发生远处转移常见的靶器官。胃癌肝转移的发生率为 4%～14%，其中同时性胃癌肝转移的比例为 73.3%，异时性胃癌肝转移的比例为 26.7%。

（二）胃癌肝转移及其分类

胃癌肝转移（gastric cancer with liver metastases，GCLM）指经术前影像学、实验室检查或者术中发现，术后经病理学检查确诊的原发癌灶来自胃的肝脏转移疾病。按照国际共识，根据肝转移灶出现时间的不同,可分成两类:同时性胃癌肝转移(synchronous liver metastases)和异时性胃癌肝转移(metachronous liver metastases)。同时性胃癌肝转移指胃癌初诊时已经发生肝转移(包括胃癌术后 6 个月之内);异时性胃癌肝转移指胃癌术后 6 个月以上出现肝转移灶。据统计,5%~10%的胃癌患者在诊断时检测到同步 GCLM,而异时性 GCLM 在原发性胃癌根治性切除后发生率则高达 37%。胃癌肝转移根据肝内转移病灶分布情况,可分为三种类型。① H1:局限于一侧肝叶的转移;② H2:转移数量少、散在两侧肝脏;③ H3:转移数量多且分散在多个叶。

二、生物学基础及相关分子机制

(一) 生物学基础

胃癌易发生肝转移,与肝脏的生物学特点密切相关。肝脏的血液来源于肝门静脉和肝动脉双重供血系统,其中肝门静脉占 80%,肝动脉占 20%。人体消化器官如胃、结直肠及胰腺等的血液均经门静脉系统回流至肝脏。当胃部癌变后,肿瘤细胞会通过血液首先转移至肝脏。肝脏内毛细血管是多孔的血窦状结构,肝窦导管缺乏皮下基底膜,通透性强,肿瘤细胞易发生外渗。除了供血系统的影响外,肝脏内受阻滞的胃癌细胞也容易黏附于肝窦内皮细胞,并受周围环境影响,分泌细胞因子使血管内皮细胞收缩,促进肿瘤细胞侵出血管,利于肿瘤细胞定植,并进一步引发炎症反应、血管生成等过程。因此,肝脏特殊的解剖结构对胃癌肝转移生物学过程有重要影响,肝脏是胃癌最常见的血行转移部位。

(二) 相关分子机制

胃癌肝转移是一个复杂的病理过程。该过程的实现依赖于肿瘤细胞对自身分子的调控,同时还依赖于与其他细胞相互作用,形成特殊的肝转移微环境。目前,胃癌肝转移的分子机制研究还处于初步阶段,主要包括以下几个方面。

1. **细胞间黏附分子表达减少**　细胞黏附分子(cell adhesion molecule,CAM)不仅介导细胞黏附,还能调节各信号通路,在胃癌肝转移过程中扮演着重要角色。肿瘤细胞某些 CAM 表达减少,使肿瘤细胞间的连接减弱,从肿瘤组织中脱落,实现肿瘤浸润和转移的第一步。骨桥蛋白(osteopontin,OPN)是一类具有黏附及分泌作用的糖基化磷酸化蛋白质分子,OPN 不仅在胃癌组织中表达升高,在患者血浆中 OPN 的表达水平也升高,并与胃癌的分化程度、侵袭深度相关,高表达 OPN 会导致患者较差的预后。CD44v6(CD44 variant 6)是黏附分子家族重要成员之一,介导细胞黏附,促进肿瘤细胞的侵袭和转移。OPN 与肝细胞 CD44v6 等相关受体相互作用,促进肿瘤细胞在肝脏的定植。

2. **分泌基质金属蛋白酶**　既往研究证实,基质金属蛋白酶(matrix metalloproteinases,MMPs)作为一类效应分子,在胃癌侵袭转移过程中尤其是肝转移过程中,发挥着重要作用。胃癌转移依赖于肿瘤细胞分泌多种 MMPs 降解细胞外基质,MT1-MMP、MMP-7、MMP-9 等是转移重要标志物,可促进肿瘤细胞 EMT 转化,预示较差的预后。

3. **增强存活信号调控**　肿瘤细胞从原发灶脱落发生远处转移,需存在一定的存活调控机制来实现免疫逃避及凋亡抵抗。人表皮生长因子受体 2(human epidermal growth factor receptor 2,HER-2)已被证实能够促进胃癌细胞发生肝转移,HER-2 的过表达会诱导磷脂酰肌醇-3-激酶(phosphatidylinositol-3-kinase,PI3K)的磷酸化,激活蛋白激酶 B(protein kinase B,PKB,也称 AKT)信号通路,抑制肿瘤细胞凋亡。目前,HER-2 靶向药物的有效性在胃癌临床治疗中已被证实,曲妥珠单抗(trastuzumab)可以显著改善 HER-2 阳性胃癌肝转移患者的预后生存率。现有研究发现,肿瘤细胞表面的 KAI1(CD82)可直接与血管内皮细胞表面的趋化因子受体(duffy antigen chemokine receptor,DARC)相互作用,上调 *p21* 和衰老相关基因 *TBX2* 表达,抑制细胞增殖和诱导衰老。

4. 促进血管生成　胃癌肝转移过程中,新生血管的形成对转移起重要作用。目前已证实,超过 20 多种的细胞因子和蛋白酶参与血管生成过程,诸如血管内皮生长因子(vascular endothelial growth factor,VEGF)、YB‐1(Y‐box binding protein‐1)等。VEGF 在胃癌肝转移过程中具有重要作用,肿瘤细胞分泌 VEGF 作用于血管内皮细胞,并通过 IL‐1α 等炎症因子刺激血管内皮细胞增殖和血管生成,促进胃癌肝脏转移。YB‐1 是胃癌肝转移的独立预后因子,参与了胃癌肝转移必需的血管生成过程。在正常血管内皮细胞中,YB‐1 几乎没有表达,但在肿瘤细胞及内皮细胞中显著高表达,促进胃癌血管生成。

5. 与肝微环境的相互作用　肝特殊的微环境在胃癌肝转移过程中起重要作用。胃癌细胞分泌的外泌体包含 EGFR(epidermal growth factor receptor),可抑制肝细胞 MicroRNA‐26a/b 的表达,上调肝细胞生长因子(hepatocyte growth factor,HGF)利于胃癌肝转移。在肝微环境中上调 HGF 能促进胃癌细胞中原癌基因 c‐Met 的表达和活化,增强胃癌细胞转移能力,促进肝转移灶的形成。目前,靶向外泌体的肿瘤液态活检已有较多应用,胃癌来源的外泌体是调控肝转移的重要机制,对胃癌肝转移的早期诊断、靶向治疗及预后分析有重要意义。在肝微环境中,胃癌细胞分泌转化生长因子 β(TGF‐β)可以抑制肝脏中 NK 细胞毒性,帮助肿瘤细胞免疫逃逸。此外,星形细胞(HSC)对肝转移也具有非常重要的作用。肝星型细胞受肿瘤来源的 TGF‐β 和 PDGF 诱导分化成肌成纤维细胞,抑制免疫反应、促进血管生成、降解 ECM 成分以及促进肿瘤细胞增殖和转移。同时,间质成纤维细胞也受到 TGF‐β 调控产生 IL‐11,进而激活肿瘤细胞中 STAT‐3 信号通路,提高其在肝微环境中的存活能力。

三、临床表现

早期胃癌患者一般无特异的症状,可有上腹饱胀不适,食欲减退、反酸、恶心、呕吐、黑便等类似胃炎、胃溃疡的症状。进展时可出现腹部肿块、上腹压痛、胃肠梗阻和脾大等症状。位于幽门窦或胃体的进展期胃癌,有时可扪及上腹部肿块;当出现幽门梗阻时,可有胃胀、呕吐及振水音,小肠或系膜转移使肠腔狭窄可导致部分或完全性肠梗阻;腹膜转移时可出现血性腹水;晚期患者还可出现严重消瘦、贫血、水肿等恶病质表现。

病灶转移至肝时,可引起肝功能异常,引起的症状主要与消化系统、凝血系统有关,主要有以下表现:① 消化功能减退,如食欲减退、纳差、消瘦;② 梗阻性黄疸或者肝细胞性黄疸,表现为皮肤、巩膜的黄染;③ 腹水、低蛋白血症甚至凝血功能障碍;④ 其他少见的严重表现包括门静脉高压、门静脉瘤栓等,甚至合并有消化道出血症状。

四、诊断方法

(一) 影像学检查

1. 超声检查　因简便易行、灵活直观、无创无辐射等特点,可作为胃癌患者的常规影像学检查。超声检查可发现腹盆腔重要器官有无转移,超声引导下肝脏穿刺活检有助于肿瘤的诊断及分期。术中肝脏超声或超声造影检查,还可发现术前影像学检查没有发现的转移灶。

2. CT　应为首选临床分期手段。常规采用 1 mm 左右层厚连续扫描,并推荐使用多平面重建图像,有助于判断肿瘤部位、肿瘤与周围脏器(如肝脏、胰腺、膈肌、结肠等)或血管关系及区分肿瘤与局部淋巴结,提高分期的准确率。建议采用多期增强扫描。CT 对进展期胃癌的敏感度为 65%～90%,早期胃癌约为 50%;T 分期准确率为 70%～90%,N 分期为 40%～70%。推荐使用 CT 作为胃癌分期诊断中首选影像检查方法。

3. MRI　推荐对 CT 对比剂过敏者或其他影像学检查怀疑转

移者使用。增强 MRI 特别是注射肝特异性对比剂是胃癌肝转移的首选或重要补充检查，可明确转移灶大小、数目、位置及周围毗邻关系。腹部 MRI 检查对了解胃癌的远处转移情况与增强 CT 的准确度基本一致，对胃癌 N 分期的准确度及诊断淋巴结侵犯的敏感度较 CT 在不断提高，MRI 多 b 值磁共振扩散加权成像（diffusion weighted imaging，DWI）对胃癌 N/T 分级有价值。

4. PET-CT 如怀疑有远处转移可应用 PET-CT 评估患者全身情况，但不做常规推荐。PET-CT 能够显示患者的全身状况，提示肝外转移灶，在术前分期、术后复发与转移的评估方面具有重要意义。此外，肝转移灶 18F-氟代脱氧葡萄糖（18F-FDG）代谢值的改变不仅可在化疗早期阶段（2 周）区分有应答病例，还可作为判断患者预后的指标。另外，PET-CT 对于放化疗或靶向治疗的疗效评价也有一定价值，但不做常规推荐。在部分胃癌组织学类型中，肿瘤和正常组织的代谢之间的呈负相关联系，如黏液腺癌、印戒细胞癌、低分化腺癌通常是 ^{18}F-FDG 低摄取的，故应慎重应用。

（二）血清肿瘤标志物检查

肿瘤标志物的联合检测，可以动态观察肿瘤进展、临床疗效评价和患者的预后，提高检出率和鉴别诊断准确度，因此常规推荐 CA724、CEA 和 CA199，可考虑检测 AFP 和 CA125。AFP 对于特殊病理类型的胃癌，具有一定的诊断和预后价值，CA125 对肿瘤腹膜转移有提示作用。CA242 和肿瘤特异性生长因子、胃蛋白酶原 PG Ⅰ 和 PG Ⅱ 的敏感度、特异度尚有待公认。胃癌肝转移患者术前血清肿瘤标志物 CEA、CA19-9、CA72-4、CA125、AFP 升高提示复发率高和预后不良。胃癌根治术后淋巴细胞单核细胞比值降低与肝转移的发生密切相关，也提示有较高的复发可能。部分复发的患者血清肿瘤标志物指标升高先于影像学表现 2～3 个月。

五、病理检查

对于疑似肝转移的胃癌患者,肝转移病灶的经皮穿刺活检为诊断转移的金标准,但由于为有创检查,肝穿刺仅应用于病情需要的患者(如胃原发灶存在特殊类型癌、影像学无法确认的转移瘤等)。胃癌肝转移灶病理学类型常与胃原发灶相同,以腺癌为主,其他少见类型还包括腺鳞癌、肝样腺癌、髓样癌、鳞状细胞癌以及未分化癌。Lauren 分型进一步将腺癌分为弥漫型、肠型和混合型。影响胃癌肝转移预后的因素除胃癌原发灶特征外,肝转移灶的数量和大小也同样重要。

六、鉴别诊断

应当结合患者的临床表现、内镜及组织病理学、影像学检查等进行胃癌肝转移的诊断和鉴别诊断。目前,临床上对胃癌肝转移的诊断主要依赖于物理成像手段,如 B 超、CT 及 MRI 等。PET-CT 对脏器肿瘤及转移灶有很好的诊断效果,对胃癌肝转移的诊断准确率可达 89% 以上。但这些方法仅能检测较大肝转移灶,对疾病早期诊断仍有局限性。已有一些肿瘤标志物应用于临床早期检测和辅助诊断,如 CEA、CA199、CA125、AFP 等,但特异性不佳。目前仍没有特异的分子标志物能预测胃癌肝转移,报道 CD44v6、OPN、YB-1 等分子可能作为胃癌肝转移潜在标志物,但仍需进一步验证。

七、治疗推荐

目前对于胃癌肝转移的治疗方案缺乏明确的标准,治疗效果较差。临床积极探索以根治性手术切除为主的转化治疗,但仍缺乏更多的循证医学证据。肝切除仍是治疗胃癌肝转移的首选方式,但由于胃癌肝转移发生时常合并肝外病变尤其是腹膜转移和远处淋巴结转移,难以行根治性手术切除。目前,胃癌肝转移主要的治疗手段包括外科手术、全身系统治疗、肝脏转移灶的射频消融(RFA)治疗以及介入治疗等。对于胃癌肝转移患者的诊治往往需要联合多个科室,结合患者的一般情况,结合原发灶的病理学类型和肝脏的转移程度,采取个体化原则,实施综合治疗。

(一)外科治疗

外科手术根治性切除肝脏转移病灶是治疗胃癌肝转移的最佳方案,但由于大多数晚期胃癌患者发生肝转移时常表现为肝脏多发转移,或者同时合并肝外病变,包括网膜转移、淋巴结转移以及其他器官受累,难以行根治性切除,仅有约 20% 肝转移患者能够行根治性肝转移灶切除手术。以往研究认为,同时性肝转移中胃癌原发病灶只要未侵犯浆膜层均应尝试行胃癌根治术＋肝切除术,现在异时性肝转移中无血管浸润、淋巴结转移也应尝试行肝切除术。Li 等研究发现,胃癌肝转移行手术切除和未行手术切除的患者 1、3、5 年生存率分别为 73.5% vs. 19.7%、36.9% vs. 6.6%、24.5% vs. 4.4%,手术患者的长期预后明显好于非手术者。

1. 手术适应证　只要胃癌原发病灶可根治切除,肝脏转移灶局限于单叶,单发肿瘤直径＜4 cm,或多发肿瘤数目＜3 枚,无肝外转移或网膜等远处转移,残余肝功能储备有保障,患者全身状况允许均应尝试行根治性切除。而对于部分无法切除的肝转移胃癌患者也可以通过术前有效的化疗、介入等手段缩小肿瘤、降低分期,从而达到手术切除的标准。

2. 手术方式　外科手术治疗包括根治性手术切除和姑息性切除。根治性切除包括开放手术和腹腔镜手术。胃癌原发灶联合肝转移灶根治性切除被认为是 GCLM 有潜在治愈可能的唯一方案。但由于 GCLM 常伴有肝内微小转移、腹膜转移、淋巴结转移以及远隔器官转移,因此适合根治性切除的患者仅占 GCLM 的 4%～31%。

（1）根治性切除：根治性切除包括针对胃癌原发灶的 D2 切除以及同时或分期对肝转移灶的 R0 切除。手术方式可采用开放和腹腔镜手术等方式。近年来，越来越多的回顾性临床研究结果显示，行根治性切除的 GCLM 患者在生存期和 5 年生存率方面明显改善。日本的一项多中心回顾性研究显示，胃癌原发灶和肝转移灶能够行根治性切除患者的 3、5 年生存率分别为 51.4％和 42.3％，3、5 年无瘤生存率分别为 29.2％和 27.7％。Song 等进行的多中心回顾性研究中，91 例接受根治性切除的 GCLM 患者的 1、3、5 年生存率分别为 87.5％、47.6％、21.7％，总生存期为 34 个月；多因素分析结果显示，多发肝转移（HR 1.998，95％CI 1.248～3.198，$P=0.004$）和原发癌分期≥T3（HR 2.065，95％CI 1.201～3.549，$P=0.009$）为影响预后的独立因素。目前，腹腔镜技术及机器人手术系统也在尝试应用于 GCLM 的治疗，已成为 GCLM 的治疗选择之一。

（2）姑息性切除：姑息性切除是指为了提高肿瘤晚期患者的生活质量，解决因肿瘤引起的梗阻、出血等症状而进行的手术，包括胃切除术和非胃切除术。研究发现，对于无法行胃癌根治性切除的合并肝转移患者，行姑息性胃癌切除术也可延长生存时间，其中位生存时间为 8.0～16.3 个月，而未接受手术患者的中位生存时间只有 2.4～6.8 个月。但对于出现除肝脏以外的转移包括网膜种植或其他器官转移，目前没有直接证据表明姑息性手术切除胃癌能使患者的长期生存获益。可切除性肝转移病灶手术方式的选择包括规则的解剖性肝叶肝段切除、肿瘤局部切除等，目前没有文献报道相关预后存在明显差异。Meta 分析结果显示，肝转移灶 R0 切除的患者 3、5 年生存率分别为 28.6％、20.0％，而非 R0 切除患者的 3、5 年生存率分别为 13.0％、8.3％。研究中值得注意的是，无论采取哪种术式，在患者残余肝体积足够的情况下尽量保证环周切缘＞1 cm，确保达到 R0 切除。

（二）系统治疗

美国 NCCN 指南推荐，对Ⅳ期或发生肝转移胃癌患者均应常规行系统治疗。对于不可切除的晚期胃癌,系统治疗是能使患者获益的主要治疗手段。而对于肝转移灶可能切除的胃癌患者,术前新辅助治疗可以降低肿瘤分期和消灭小的转移灶从而提高手术根治切除的可能,术后联合辅助治疗也可以使患者生存获益。

1. **系统化疗** 对于无法根治切除或术后复发的 GCLM 患者,在身体状况允许和主要器官功能耐受的前提下,可实施全身系统化疗。对于化疗方案的选择目前并没有统一的标准,氟尿嘧啶类药物、铂类和紫杉类是晚期胃癌的主要化疗药物,通常一线化疗方案,以氟尿嘧啶类药物为基础,联合铂类和/或紫杉类组成二药或三药化疗方案。氟尿嘧啶类药物联合铂类药物的循证医学依据更充分,但紫杉类药物在临床研究和临床实践中也显示充分的疗效和安全性。在我国,更多推荐氟尿嘧啶类药物和铂类的二药联合方案。化疗方案选择依据患者年龄、体能状况、伴随疾病、既往治疗情况、患者意愿、经济状况等综合考虑。

关于如何准确把握化疗(转化治疗)的时限,不同的药物联合化疗方案评估的时间不一。研究发现,4 个周期的化疗均可有效诱导肿瘤病理学上的完全反应而不会增加不良反应。但目前关于胃癌肝转移化疗方案的选择分歧较大。临床治疗胃癌肝转移患者时应明确目标,对于有手术切除机会的患者,尽量降低肿瘤的分期,延缓肿瘤复发;而对于失去手术切除机会的患者,在能够耐受不良反应的情况下尽量延长患者的生存时间。目前,一般认为3~4 个疗程可进行 1 次评估,若达到可切除标准,应尽快根据转移灶大小、多少、分布情况等制定方案,实施手术。

2. **靶向治疗** 目前,随着分子靶向药物的研究越来越深入,胃癌的靶向治疗也有了较大进展。目前胃癌的靶向治疗主要包括抗 HER - 2 治疗、靶向抗 VEGF 治疗以及酪氨酸激酶抑制剂(TKIS)。

曲妥珠单抗联合化疗是治疗晚期胃癌 HER - 2 阳性患者的主要手段。已有的大型随机对照的国际多中心 ToGA Ⅲ期临床试验证实了 HER - 2 阳性晚期胃癌合并肝转移患者,曲妥珠单抗联合化疗是安全有效的,可延长患者的生存期。贝伐珠单抗是靶向VEGF 的代表药物,在韩国 AVAGAST 临床试验中,试验组和对照组相比,ORR、PFS 存在统计学上差异。贝伐珠单抗联合化疗能诱导机体产生抗肿瘤活性,且毒性在可控范围之内,最终减小肿瘤达到降期的目的,为实现 R0 切除提供了可能。雷莫卢单抗是靶向血管内皮细胞生长因子受体 2(VEGFR2)的单克隆抗体。已有研究相继表明雷莫卢单抗在晚期胃癌的二线治疗中具有明显的生存获益,然而雷莫卢单抗在晚期一线治疗上效果并不理想,还有待进一步探索。

小分子酪氨酸激酶抑制剂阿帕替尼单药使用或与化疗药物合用时,均表现出良好的治疗效果。多中心Ⅲ期临床试验结果显示,阿帕替尼单用于晚期胃癌的二线及三线治疗疗效明显,与化疗药物联合应用,可以逆转化疗药物的耐药性,提高化疗药物对肿瘤细胞的敏感性,增强杀伤作用。因此,晚期胃癌合并肝转移的患者可以选取阿帕替尼单用或与化疗联合的方案进行治疗。其他的 TKI抑制剂如瑞戈非尼、索拉非尼、多韦替尼、拉帕替尼在晚期胃癌合并肝转移的临床治疗研究上也取得了一定的进展。目前,靶向治疗和靶向联合化疗仍是此类患者的主要治疗方式。

3. 免疫治疗　近年来,以 PD - 1(programmed cell death protein 1)、CAR - T(chimeric antigen receptor - T cell therapy)等为代表的肿瘤免疫治疗取得突破式发展。根据 2022 版 CSCO指南建议,PD - 1 单抗联合化疗已成为晚期胃癌一线治疗的新标准,晚期胃癌一线治疗全面进入免疫联合治疗时代。

CheckMate - 649 中国亚组数据显示,纳武利尤单抗联合化疗组可使 PD - L1 CPS≥5 的中国患者中位 OS 由 9.6 个月延长至15.5 个月(HR 0.54,95%CI: 0.36~0.79),中位 PFS 由 4.3 个月延长至 8.5 个月(HR 0.52,95%CI: 0.34~0.77),纳武单抗联合化疗组的客观缓解率(objective response rate,ORR)达 68%,单纯化疗组的 ORR 为 48%。对比全球人群,中国亚组患者的 OS、PFS 以及 ORR 改善更为明显,中国患者更能从纳武单抗联合化疗的一线治疗方案中获益。与此同时，我国自主开展的首个胃癌一线免疫联合治疗研究 ORIENT-16 Ⅲ期临床研究也达到研究终点，结果显示，相比于单独 XELOX 方案化疗的晚期患者，信迪利单抗联合化疗可使全人群的中位 OS 延长 2.9 个月（15.2 个月 vs. 12.3 个月），可使 PD-L1 CPS≥5 的人群 OS 延长 5.5 个月（18.4 个月 vs. 12.9 个月），并显著降低 CPS≥5 人群（HR 为 0.660）和总体人群（HR 0.766）的死亡风险。基于此研究，一线治疗推荐中增加 XELOX 联合信迪利单抗的方案。

随着免疫治疗的广泛应用，我们也面临着诸多问题，如免疫药物的选择、免疫不良反应的管理等，晚期胃癌的免疫治疗方案仍需要更深入的探索。免疫治疗是目前最具潜力治愈恶性肿瘤的方法，发展前景广阔。

（三）介入治疗

目前常见的介入治疗包括肝动脉灌注化疗和肝动脉栓塞化疗。介入治疗的优势在于能够将高浓度的药物直接作用于局部，发挥最大的抗肿瘤作用，副作用小，绝大部分患者可接受治疗。肝动脉灌注化疗是在肝脏中注射高浓度的化疗药物，不但起到缩小转移病灶、杀灭微小肿瘤的作用，而且可减少术后复发和延长患者生存期，且无严重不良反应。肝动脉化疗栓塞则是联合化疗药物与血管栓塞药物，不仅使转移瘤局部获得较高的药物浓度，而且阻断了转移灶的血液供应。目前关于肝动脉栓塞化疗应用于胃癌肝转移耐受性和可行性的研究报道很少，胃癌肝转移的介入治疗未来需要更多相关研究来证实其安全性和有效性。

（四）射频消融

射频消融（RFA）由于其安全性和实用性，被认为是手术的替代治疗方案。常见的消融技术包括 RFA 和微波消融。其原理是应用热效应使组织发生凝固变性坏死，在肿瘤周围的血管形成反应带，使癌灶缺乏血供而缩小。RFA 作为 GCLM 的补充治疗方法,在综合治疗中的作用日趋明显。Kim 等研究发现,仅有肝转移的胃癌患者行胃癌切除＋肝脏 RFA 治疗的一、三、五年存活率明显高于行胃癌切除＋全身化疗的患者,其中位生存期可达 30.7 个月。以往研究已证明,肝脏肿瘤大小是决定 RFA 效果的重要因素之一。Chen 等发现,当肝脏肿瘤直径＜2.5 cm 时＞90％能被完全消融,而当肿瘤直径＞5 cm 时仅有＜50％能被完全消融。一般情况下,对于不适合或不愿意接受手术的仅发生肝转移的胃癌患者,若肿瘤直径＜5 cm 可行 RFA 治疗,而若肿瘤直径过大则可联合行 HAIC＋RFA。

(五) MDT 模式下的转化治疗

姑息性切除有助于改善患者的生存质量,并可延长无腹腔转移的 GCLM 患者的生存期,但与根治性手术相比,其中位生存期和 5 年存活率均明显降低。因此,近年来临床尝试对 GCLM 进行转化治疗,尽量争取根治性切除的机会。即采用多学科联合治疗方案杀灭微小转移灶、降低肿瘤分期,其意义在于经过治疗使肝转移灶达到 R0 切除标准,从而提高手术切除率,增加根治性手术的机会。多学科治疗方法包括外科手术、全身系统治疗、肝脏转移灶的射频消融(RFA)治疗以及介入治疗等。

(六) NGS 对胃癌肝转移的应用

肝脏是胃癌血行转移最常见的靶器官。胃癌肝转移的总体发生率为 9.9％～18.7％,其中同时性胃癌肝转移的比例为 73.3％,异时性胃癌肝转移的比例为 26.7％。基于曲妥珠单抗用于 HER‑2 阳性晚期胃癌患者的 ToGA 研究开启了胃癌靶向治疗的新篇章,该研究发现有肝或肺转移的 HER‑2 阳性的胃癌患者更能从曲妥珠联合化疗中获益。2020 年发于 *Lancet Oncology* 的一项研究证实,Pembrolizumab 联合曲妥珠单抗和化疗一线治疗 HER‑2 阳性的转移性晚期胃癌、胃‑食管癌患者,mPFS 达 13.0 个月,mOS 达 27.3 个月,12 个月总生存率为 80％。Siraj M Ali 等发现,在胃癌中,受体酪氨酸激酶基因上的临床相关变异约占 20.6%,以 *ERBB2*、*FGFR2*、*MET* 基因扩增居多。一例 MET 扩增的晚期胃癌患者经克唑替尼治疗后,疾病控制长达 5 个月。一例携带 *PIK3CA E545K* 变异的多发肝转移的胃癌患者,在一线、二线化疗失败后,采用依维莫司单药治疗,患者持续缓解时间超过 2 年,在依维莫司治疗进展后行化疗但迅速进展,再次尝试依维莫司患者疾病稳定长达 1 年。VIKTORY 研究是一项在晚期转移性胃癌中开展的篮子研究,研究旨在根据基因检测结果将患者按照分子变异特征进行分组,并给予相应的匹配治疗。总体来看,生物标志物指导治疗组的 PFS 优于传统化疗组,分别为 5.7 个月 vs. 3.8 个月。由此可以看出,基于分子变异特征指导转移性胃癌治疗能给患者带来新的希望。

（朱卫平）

参考文献

［1］ Cunningham D, Starling N, Rao S, et al. Capecitabine and oxaliplatin for advanced esophagogastric cancer[J]. N Engl J Med, 2008 358(18): 36 - 46.

［2］ Kang YK, Kang WK, Shin DB, et al. Capecitabine/cisplatin versus 5-fluorouracil/cisplatin as first-line therapy patients with advanced gastric cancer: a randomized phase Ⅲ noninferiority trial [J]. Ann Oncol, 2009, 20(4): 666 - 673.

［3］ Van Cutsem E, Moiseyenko VM, Tjulandin S, et al. Phase Ⅲ study of docetaxel and cisplatin plus fluorouracil compared with cisplatin and fluorouracil as first-line therapy for advanced gastric cancer: a report of the V325 Study Group[J]. J Clin Oncol, 2006, 24(31): 4991 - 4997.

［4］ Wang J, Xu R, Li J, et al. Randomized multicenter phase Ⅲ study of a modified docetaxel and cisplatin plus fluorouracil regimen compared with cisplatin and fluorouracil as first-line therapy for advanced or locally recurrent gastric cancer[J]. Gastric Cancer, 2016, 19 (1): 234 - 244.

［5］ Koizumi W, Narahara H, Hara T, et al. S - 1 plus cisplatin versus S -

1 alone for first-line treatment of advanced gastric cancer（SPIRITS trial）：a phase Ⅲ trial[J]. Lancet Oncol，2008，9（3）：215-221.

［6］ Ajani JA，Rodriguez W，Bodoky G，et al. Multicenter phase Ⅲ comparison of cisplatin / S-1 with cisplatin/infusional fluorouracil in advanced gastric or gastro-esophageal adenocarcinoma study：the FLAGS trial[J]. J Clin Oncol，2010，28（9）：1547-1553.

［7］ Luo HY，Xu RH，Wang F，et al. Phase Ⅱ trial of XELOX as first-line treatment for patients with advanced gastric cancer[J]. Chemotherapy，2010，56（2）：94-100.

［8］ He MM，Wang F，Xu RH，et al. Phase Ⅱ clinical trial of S-1 plus nanoparticle albumin-bound paclitaxel in untreated patients with metastatic gastric cancer[J]. Cancer Sci，2018，109（11）：3575-3582.

［9］ Bang YJ，Van Cutsem E，Feyereislova A，et al. Trastuzumab in combination with chemotherapy versus chemotherapy alone for treatment of HER-2-positive advanced gastric or gastro-oesophageal junction cancer（ToGA）：a phase3，open-label，randomized controlled trial[J]. Lancet，2010，376（9742）：687-697.

［10］ 中国临床肿瘤学会抗肿瘤药物安全管理专家委员会（ASMC），中国抗癌协会胃癌专业委员会，中国抗癌协会肿瘤病理专业委员会. HER-2阳性晚期胃癌分子靶向治疗的中国专家共识（2016）[J]. 临床肿瘤学杂志，2016，21（9）：831-839.

［11］ Satoh T，Xu RH，Chung HC，et al. Lapatinib plus paclitaxel versus paclitaxel alone in the second-line treatment of HER-2-amplified advanced gastric cancer in Asian populations：TyTAN-a randomized，phase Ⅲ study[J]. J Clin Oncol，2014，32（19）：2039-2049.

［12］ Hecht JR，Bang YJ，Qin SK，et al. Lapatinib in combination with capecitabine plus oxaliplatin in human epidermal growth factor receptor2-positive advanced or metastatic gastric，esophageal，or gastroesophageal adenocarcinoma：TRIO-013 / LOGiC-a randomized phase Ⅲ trial[J]. J Clin Oncol，2016，34（5）：443-451.

［13］ Shinohara T，Maeda Y，HamadaT，et al. Survival benefit of surgical treatment for liver metastases from gastric cancer[J]. J Gastrointest Surg，2015，19（6）：1043-1051.

［14］ Markar SR，Mikhail S，Malietzis G，et al. Influence of surgical resection of hepatic metastases from gastric adenocarcinoma on long-term survival: systematic review and pooled analysis[J]. Ann Surg, 2016, 263 (6): 1092 - 1101.

[15] Zhou F, Yu XL, Liang P, et al. Microwave ablation is effective against liver metastases from gastric adenocarcinoma[J]. Int J Hyperthermia, 2017, 33 (7): 830 - 835.

[16] Hwang JE, Kim SH, Jin J, et al. Combination of percutaneous radiofrequency ablation and systemic chemotherapy are effective treatment modalities for metachronous liver metastases from gastric cancer[J]. Clin Exp Metastasis, 2014, 31 (1): 25 - 32.

[17] Oki E, Tokunaga S, Emi Y, et al. Surgical treatment of liver metastasis of gastric cancer: a retrospective multicenter cohort study (KSCC1302) [J]. Gastric cancer, 2016, 19 (3): 968 - 976.

[18] Jiang H, Li Q, Yu S, et al. Impact of HER - 2 expression on outcome in gastric cancer patients withliver metastasis[J]. Clin Transl Oncol, 2017, 19 (2): 197 - 203.

[19] Tang K, Liu Y, Dong L, et al. Influence of thermal ablation of hepatic metastases from gastric adenocarcinoma on long-term survival: Systematic review and pooled analysis [J]. Medicine (Baltimore), 2018, 97 (49): e13525.

[20] Ford HE, Marshall A, Bridgewater JA, et al. Docetaxel versus active symptom control for refractory oesophagogastric adenocarcinoma (COUGAR - 02): an open-label, phase 3 randomised controlled trial [J]. Lancet Oncol, 2014, 15(1): 78 - 86.

[21] Wilke H, Muro K, Van Cutsem E, et al. Ramucirumab plus paclitaxel versus placebo plus paclitaxel in patients with previously treated advanced gastric or gastro-oesophageal junction adenocarcinoma (RAINBOW): a double-blind, randomised phase 3 trial[J]. Lancet Oncol, 2014, 15(11): 1224 - 1235.

[22] Hironaka S, Ueda S, Yasui H, et al. Randomized, open-label, phase III study comparing irinotecan with paclitaxel in patients with advanced gastric cancer without severe peritoneal metastasis after failure of prior combination chemotherapy using fluoropyrimidine plus platinum: WJOG 4007 trial[J]. J Clin Oncol, 2013, 31(35): 4438 - 4444.

[23] Sym SJ, Hong J, Park J, et al. A randomized phase II study of biweekly irinotecan monotherapy or a combination of irinotecan plus 5-

fluorouracil/leucovorin (mFOLFIRI) in patients with metastatic gastric adenocarcinoma refractory to or progressive after first-line chemotherapy[J]. Cancer Chemother Pharmacol, 2013, 71(2): 481 - 488.

[24] Thuss-Patience PC, Kretzschmar A, Bichev D, et al. Survival advantage for irinotecan versus best supportive care as second-line chemotherapy in gastric cancer-a randomized phase Ⅲ study of the Arbeitsgemeinschaft internistische Onkologie (AIO) [J]. Eur J Cancer, 2011, 47(15): 2306 - 2314.

[25] Fuchs CS, Moore MR, Harker G, et al. Phase Ⅲ comparison of two irinotecan dosing regimens in second-line therapy of metastatic colorectal cancer[J]. J Clin Oncol, 2003, 21(5): 807 - 814.

[26] Sym SJ, Ryu MH, Lee JL, et al. Salvage chemotherapy with biweekly irinotecan, plus 5-fluorouracil and leucovorin in patients with advanced gastric cancer previously treated with fluoropyrimidine, platinum, and taxane[J]. Am J Clin Oncol, 2008, 31(2): 151 - 156.

[27] Shitara K, Doi T, Dvorkin M, et al. Trifluridine/tipiracil versus placebo in patients with heavily pretreated metastatic gastric cancer (TAGS): a randomised, double-blind, placebo-controlled, phase 3 trial [J]. Lancet Oncol, 2018, 19(11): 1437 - 1448.

[28] Le DT, Uram JN, Wang H, et al. PD - 1 Blockade in Tumors with Mismatch-Repair Deficiency[J]. N Engl J Med, 2015, 372(26): 2509 - 2520.

[29] Le DT, Durham JN, Smith KN, et al. Mismatch repair deficiency predicts response of solid tumors to PD - 1 blockade[J]. Science, 2017, 357(6349): 409 - 413.

第十二章 食管癌肝转移

一、概述

　　由于门静脉与上腔静脉间通过食管静脉丛吻合,瘤细胞易经门静脉进入肝内,故食管癌尤其食管下段癌常常发生肝脏转移。食管癌肝转移常为多发,且在 TNM 分期中属于Ⅳ期,在传统观念中患者已经没有手术指征,预后较差。发生肝转移的患者五年生存率不足 5%。

　　肝脏是食管癌非常常见的转移部位,文献显示,可有 10% 左右的患者在确诊食管癌时就伴有肝脏转移。食管癌肝转移患者中老年患者比例高,男性多于女性,这也和食管癌发病率存在年龄、性别差异有关。

　　此外,原发灶位于食管中下段、病理为腺癌、N 分期较高和患者发病年龄低,均为更易发生肝脏转移的风险因素,在诊疗过程中应重点对此类患者进行早期筛查,明确是否有肝内转移灶。

　　还有研究发现,对原发病灶尽早行积极的手术治疗、术后辅助放化疗可以显著降低肝转移或其他远处转移发生的风险。因此,为预防转移瘤的发生,食管癌患者术后应积极行辅助治疗,并定期复查。

二、临床表现

　　食管癌发生肝脏转移时,除原发病灶本身导致的吞咽困难、疼痛等临床表现外,视肝转移瘤部位、大小,可能会伴有肝转移瘤导致的一系列临床表现。如肿瘤增大导致的纳差、肝区疼痛、腹部包块、腹胀,肿瘤压迫血管和胆管导致的黄疸、腹水等。肝转移肿瘤较小、数量较少的时候也可无明显症状,仅在影像学检查的时候被发现。

三、诊断方法

(一) 影像学表现

1. CT平扫 转移瘤为单发或者多发低密度灶,转移灶大者也可能呈巨块形。转移瘤因代谢旺盛,早期肿瘤即可出现坏死倾向,中心密度降低。当病灶中心坏死时,CT表现为中心出现边界较清楚的低密度影,随着坏死范围不同可能呈现"圈饼状""牛眼征"等转移瘤的特征性表现。

2. 增强CT 以门脉期强化为主;因转移性肿瘤恶性程度高,越接近肿块边缘,肿瘤细胞生长越活跃、血供越丰富,所以主要强化方式为边缘性强化。

3. MRI T1WI为稍低信号,T2WI为稍高信号。T2WI可出现"亮环征",即肿瘤周围呈现高信号环,这同样与肿瘤周边区域血供相对丰富有关。

(二) 影像研究的新进展

有一项回顾性分析显示,受到分化程度、细胞排列及血供特点等因素的影响,在磁共振检查中肝脏不同占位性病变的 FA 值及 ADC 值存在较大差异。目前国内食管癌病例多为鳞癌(约 80%),由于存在较严重的不典型增生和壁内浸润,坏死囊变较多,细胞间隙大,水分子弥散运动快,食管来源的转移癌的 FA 值在肝恶性肿瘤中相对最高(0.641 ± 0.054),ADC 值也较高$[(1.52\pm0.21)\times10^{-3}\,\mathrm{mm^2/s}]$。这可能为将来影像学判断食管癌发生肝转移以及鉴别诊断提供更多的理论依据。

（三）实验诊断

食管癌患者可能会出现肿瘤标志物 CA199 和 CEA 的增高；故伴有 CA199 和 CEA 升高的肝脏不明转移肿瘤患者寻找原发灶时需考虑食管癌来源的可能。另外，如食管癌患者术后出现这些肿瘤指标的升高，也要警惕发生转移的可能。已确诊食管癌的患者如发生肝转移，可能没有非常特异性的血液生化指标变化。若患者出现血碱性磷酸酶、谷草转氨酶、乳酸脱氢酶和胆红素升高，而白蛋白降低等肝功能受损表现，也需考虑发生肝转移的可能。当然，这些指标变化也可能因治疗等引起。

四、鉴别诊断

（一）鉴别方法

1. 影像学方法　因食管癌肝转移患者的临床表现及实验检查都不具有特异性，现阶段食管癌合并肝转移的筛查和初步鉴别方法主要依靠影像学检查。NCCN 指南（2019 版）推荐食管癌患者治疗前行胸腹部增强 CT 检查或 PET－CT 检查以筛查转移灶。

（1）超声：用于筛查食管癌患者是否合并有肝转移的常用检查是腹部超声，因其费用较低，且非放射性检查。但超声检查也有一定局限性，对于较小的转移灶无法清楚地发现。

（2）CT：目前 CT 检查主要用于食管癌临床分期，判断肿块大小、浸润范围、是否有可疑的淋巴结转移。加做腹部增强 CT 可较早发现肝脏上的可疑转移灶，对于较小的肿块也可做到早期发现，相较超声有更高的灵敏度和特异性。

（3）MRI：转移瘤在 T1WI 序列上呈均匀稍低信号，T2WI 上呈稍高信号。在 T2WI 上由于肿瘤周围水肿以及血管丰富，可出现高信号，称之为"亮环征"或称"晕征"。增强 MRI 中，动脉期、门脉期及延时期多呈环形强化。

（4）PET－CT：PET 全称为正电子发射计算机断层显像（positron emission tomography，PET），它是利用正电子核素标记葡萄糖等人体代谢物作为显像剂，通过病灶对显像剂的摄取来反映其代谢变化。因肿瘤细胞对葡萄糖代谢非常活跃，故可以用于判断是否存在远处转移肿瘤。其优点是可以对全身进行扫描，寻找所有可能的转移灶；缺点是价格昂贵，有时体积较小、代谢不够活跃的病灶难以显影。

2. *病理方法*　病理学检查依然是肝脏转移瘤的鉴别方法。常用的取病理标本方法为穿刺活检和切取活检。病理诊断具有特异性强、灵敏度高、可以直接对转移灶进行免疫组化分析的优势；但无论何种方式，取病理标本都是有创操作，均存在出血、感染、导致肿瘤播散等风险。

（二）鉴别诊断

1. *原发性肝癌*　患者可有乙肝、饮酒史、血吸虫病史等高危因素，多数患者伴有 AFP 增高。大多数原发性肝癌增强 CT 呈典型的"快进快出"强化，即动脉期信号显著增强，门脉期信号明显降低、显著低于周围的正常肝组织。

2. *肝血管瘤*　大多在体检时发现，少数患者因肿瘤较大导致的腹痛、腹胀等就诊。CT 平扫呈境界较清楚的低密度结节，增强 CT 早期病变边缘呈高密度强化，强化程度类似于同层动脉，随时间推移增强区域进行性向心扩展，呈"快进慢出"表现。

3. *肝脓肿*　多数患者有其他部位感染史，可伴有发热、腹痛等感染的体征。CT 平扫呈境界清楚的低密度区，轮廓清晰，脓肿壁为一圈"晕"，可见腔内液平面；MRI 在 DWI 序列可见明显的高信号，增强扫描呈环形强化。实验室检查多有白细胞、C 反应蛋白等升高。

4. *肝局灶性结节性增生*　CT 平扫为单发圆形或类圆形低密度影，无明显包膜，增强时动脉期、门脉早期均明显强化，门脉晚期、延迟期有造影剂充填,相对较容易鉴别。

五、治疗推荐

(一) 手术治疗

根据 NCCN 食管癌诊疗指南(2017),伴有远处转移的食管癌 TNM 分期为Ⅳ期,不具有手术指征。仅对于部分因肿瘤引起压迫、梗阻、出血等严重临床症状的患者采取姑息性手术,以减轻症状、降低肿瘤负荷、改善生活质量。

(二) 全身治疗

研究表明,全身治疗(包括化学治疗、靶向治疗和免疫治疗)可显著提升伴有远处转移的食管癌患者的生存期。根据 NCCN 食管癌诊疗指南,患者在接受治疗前应对身体状况和生物标志物进行评估,以选用合适的治疗方案及治疗药物。一般推荐合并转移的患者行 HER‑2、MSI‑H/dMMR 和 PD‑L1 检测。身体状况一般以卡氏评分(功能状态评分标准)和 ECOG 评分(体力状况评估标准)来衡量,以评估患者能够耐受的治疗强度。卡氏评分≥60%,或 ECOG 评分≤2 分,推荐系统治疗和(或)姑息治疗、支持治疗;卡氏评分≤60%或 ECOG≥3 分仅推荐姑息治疗。

1. 一线治疗

(1) HER‑2 阳性腺癌:PS≤2 氟尿嘧啶＋顺铂联合曲妥珠单抗(1A 类证据)。

(2) 鳞癌、HER‑2 阴性腺癌

1) PS＝0～2:① 氟尿嘧啶类(5‑FU 或卡培他滨或替吉奥)＋顺铂(1A 类证据)。② 氟尿嘧啶类＋奥沙利铂(推荐腺癌,2A 类证据)。③ 三药联合方案 mDCF(多西他赛＋顺铂＋5‑FU):适用于 PS 评分良好、可配合定期行副作用评估的患者(对食管腺癌和食管胃交界部腺癌,1A 类证据)。

2) PS≥3：① 最佳支持治疗/对症处理(2A类证据)或临床研究。② NCCN指南在一线治疗中建议,考虑到奥沙利铂较顺铂毒性低,优先选择奥沙利铂。

2. 二线及以上治疗

(1) PS＝0～2：① 免疫治疗,卡瑞利珠单抗(鳞癌,1A类),帕博利珠单抗(鳞癌,PD‐L1 CPS≥10,1A类)。② 化疗,氟尿嘧啶＋伊立替康(2A类),伊立替康＋替吉奥(2A类),多西他赛单药(1A类),紫杉醇单药(1A类),伊立替康单药(1A类)。③ 靶向治疗,HER‐2阳性腺癌,如果铂类治疗失败且既往未应用过曲妥珠单抗,则建议曲妥珠单抗联合紫杉醇(1A/2A类证据)。

(2) PS≥3：① 最佳支持治疗/对症处理(2A类)或临床研究。② NCCN指南对于二线及以上首选治疗方案另推荐如下。a. 雷莫芦单抗＋紫杉醇(食管胃结合部腺癌1类推荐,食管腺癌2A类推荐)。b. 纳武单抗(食管鳞癌1类推荐)。c. 三氟胸苷＋盐酸替吡嘧啶(胃食管结合部腺癌1类推荐)。

3. 三线及以上治疗　如HER‐2阳性,可将三氟胸苷＋盐酸替吡嘧啶用于三线治疗(胃食管结合部腺癌1类)。如：① 抗PD‐L1阳性：帕博利珠单抗(1A类证据)。② 抗血管生成靶向药物：阿帕替尼联合化疗(食管腺癌2A类证据)。

六、治疗进展

(一) 介入治疗进展

肝肿瘤介入治疗是指应用介入技术在肿瘤供血动脉中进行操作从而达到治疗目的的疗法总称,是目前用于治疗肝脏肿瘤最常见的非手术局部治疗方法之一。介入治疗主要包括经肝动脉灌注化疗(TAI)、动脉栓塞治疗(TAE)和动脉介入栓塞化疗(TACE)。

1. TAI　指将导管选择性或超选择性插入到肿瘤供血的靶动

脉后,注入适量的化疗药物,使药物直达肿瘤区域,使化疗作用靶点更直接,对其他正常组织影响更小。

2. TAE　将导管选择性或超选择性插入到肿瘤供血的靶动脉后,注入栓塞剂,阻断肿瘤组织的血供,使肿瘤组织缺血坏死,从而达到减小肿瘤体积的效果。

3. TACE　TAI疗法和TAE疗法二者合并的介入疗法。将导管插入到肿瘤供血的靶动脉后,以适当的速度注入适量的化疗性栓塞药物,使之闭塞,进而将化疗药物留存在肿瘤区域内,并且阻断后续的血液供应。TACE除了具备介入疗法中普遍存在的安全可靠、疗效确切、风险小优点之外,其所注入的栓塞剂,不仅能够栓塞肿瘤的供养血管,同时能承载化疗药物,并使其缓慢释放。这样不但提高了局部的药物浓度,延长了药物的作用时间,促进了肿瘤细胞的缺氧坏死,还能进一步减少药物对周围正常组织器官的作用,有效降低药物对全身的副作用。

因为介入技术的诸多优点,不断有研究者尝试用介入技术作为食管癌肝转移肿瘤的局部治疗方案。国内一项研究对22例食管癌肝转移者患者的转移病灶行经肝动脉灌注化疗(TAI),其有效率达到了36.4%,远高于全身化疗13%的有效率,故食管癌肝转移在确定无其他远处转移的情况下,可选择TAI消除肝脏转移病灶。

也有一些专家尝试采用经肝动脉介入栓塞化疗(TACE)的方法消除肝脏的转移肿瘤。李小平等在一项对28例食管癌肝转移患者的研究中,对比了介入治疗与单纯全身化疗的疗效和生存期,试验证明两组的疗效差异无统计学意义,两者生存期差异也无明显统计学意义;但与此同时,也有国外临床试验显示TACE治疗转移性肝癌较全身化疗效率明显提高,导致这样的疗效差异的原因可能是对病例的选择来源不同。国内有文献28例患者中只有一例腺癌患者,其余患者均为鳞癌(这也相对符合国内的食管癌发生状况)。因此,仅局部介入治疗的疗效,以及影响治疗效果的因素还需要通过进一步大样本试验进行探索。

虽然根据理论和部分临床分析,介入技术对于肝脏转移肿瘤的局部疗效高于化疗,但仅依靠介入治疗并不一定能够延长患者的生存期。一方面因为肝脏的血供复杂导致肝转移肿瘤栓塞作用有限,且多次肝介入治疗后侧支供应产生、肿瘤血供途径改变,影响后续介入治疗的疗效;另一方面,介入治疗仅属于局部治疗,无法有效防止其继续转移,也不能同全身治疗一样兼顾其他器官的转移性肿瘤或潜在转移灶。对于已经发生转移的食管癌患者来说,仅仅缩小肝脏的转移肿瘤尚且是不够的,即使能够短期之内获得较好的疗效,但对于长期生存率的提升效果甚微。

食管癌已经出现肝转移就是说明了还存在其他器官转移的可能,在治疗过程中全身化疗是必不可少的。近年来已经有小样本的研究尝试结合介入治疗与化学治疗共同控制肝脏病灶,取得了喜人的效果。介入治疗联合全身化疗可能会在未来为食管癌肝转移患者带来更长的生存期与更高的疾病控制率(病灶不再进展的比例),未来可期。

(二) 外科手术治疗进展

近年来,随着辅助治疗的发展,恶性肿瘤远处器官转移的治疗观念和策略已经发生了显著的变化。经过研究分析与治疗方案的不断更新,手术治疗已成为一些合并肝脏转移的恶性肿瘤的指南推荐治疗方案。

尽管目前指南仍旧认为发生转移的食管癌已经失去手术治疗的指征,但研究者们从未停止关于手术治疗肝转移灶可行性的探索。已有一些食管癌切除术后发现肝脏孤立转移,采用全身化疗联合转移灶手术治疗的方案治疗后长期无复发后存活的病例报告。这些病例表明,对于部分食管癌肝转移的患者而言,手术治疗可能是能够改善预后的。

有文献指出,对肝脏寡转移(仅有肝脏转移且转移灶≤3 个)的患者进行手术可以显著提高生存率。肝切除术对于肝脏寡转移患者而言,其五年相比单纯进行化疗的患者提高了约一倍。也有其他回顾性分析证明,接受过手术的食管癌肝转移患者(即使仅原发灶行手术治疗)生存期相比未接受手术治疗的患者明显较长。虽然这可能受到接受过手术的患者相对肿瘤体积较小、转移灶较少的因素干扰,但患者生存时间的提升也很有可能与手术治疗降低肿瘤负荷、改善患者的临床症状有关。

因此,针对食管癌肝脏寡转移患者,积极的多学科探索可能会改善患者的生存率。手术治疗可能获益的人群、对转移瘤进行手术的指征还有待进一步的探索。

(三) 全身治疗进展

根据指南,目前对于伴有肝转移的食管癌患者仍以全身治疗为主要方案,这使得全身治疗的研究与创新尤为重要。于是,在如前所述的推荐治疗方案基础上,不断有临床试验在尝试新的药物,或新的组合方案以延长患者生存期和无进展生存期、改善患者的生活质量。

有研究尝试使用西妥昔单抗联合 CF 方案对晚期食管癌患者进行治疗,试验证明,这样的组合并未加剧药物毒性,且提高了疗效。也有研究将亚叶酸与 5 - FU(LV5FU)搭配使用,获得了不错的成效。在进一步试验中,他们发现 LV5FU 配合伊立替康的疗效尤为突出。另一项临床试验显示,与安慰剂相比,三氟吡啶/替普拉西酯的组合显著改善了胃食管交界癌的总生存期,同时也伴随了一定的不良反应,以中性粒细胞减少和贫血为著。

然而,也并非所有化疗药物组合都有令人满意的发现,例如吉西他滨结合多西他赛治疗与单用多西他赛对比,虽然没有加重副作用,但效果上也并没有显著差异。

随着靶向治疗和免疫治疗的不断更新,全身治疗在提高患者的生存期、改善生活质量方面进步显著。在继续更新治疗方案、寻找更优治疗组合的同时,全身治疗也可以与局部治疗紧密结合,为患者带来更好的预后。

七、预后

总体来说,发生肝转移的食管癌患者预后较差,诸多文献中三年生存率均不足 10%。

国内一项基于 SEER 数据库的分析性研究对 464 例食管癌肝转移患者的生存期进行统计,患者平均生存时间仅为 11.6 个月。该研究对可能影响生存期的因素做了分析,结论为年龄(从一定程度上提示患者的总体健康状况)、治疗情况(对原发病灶进行手术治疗可以使患者获得更高的生活质量)为食管癌伴有肝转移的独立预后因素,而性别则对患者平均生存期影响甚微。

还有一些研究对食管癌伴有远处转移(包括肝脏)的患者预后进行了分析,多数研究表明,高龄、转移瘤数量多、转移瘤体积较大、原发肿瘤分级高对预后有显著影响。同时,合并多个器官远处转移者预后相对较差。

(潘　奇)

参考文献

［1］ Li H, Zhang S, Guo J, et al. Hepatic metastasis in newly diagnosed esophageal cancer：a population-based study[J]. Front Oncol, 2021, 11：644860.

［2］ Ajani JA, D'Amico TA, Bentrem DJ et al. Esophageal and esophagogastric junction cancers, version 2. 2019, NCCN clinical practice guidelines in oncology[J]. J Natl Compr Canc Netw, 2019, 17 (7)：855－883.

［3］ 刘畅,王立峰,万百顺,等. 磁共振扩散张量成像在肝癌及肝转移瘤中诊断价值[J]. 安徽医药,2019,23(7)：1393－1395.

［4］ Qiu G, Zhang H, Wang F et al. Patterns of metastasis and prognosis of elderly esophageal squamous cell carcinoma patients in stage Ⅳ B：a population-based study[J]. Transl Cancer Res, 2021 Nov；10(11)：4591－4600.

［5］ Cunningham D, Starling N, Rao S, et al. Capecitabine and oxaliplatin for advanced esophagogastric cancer[J]. N Engl J Med, 2008, 358(1): 36 - 46.

[6] Al-Batran SE, Hartmann JT, Probst S, et al. Phase Ⅲ trial in metastatic gastroesophageal adenocarcinoma with fluorouracil, leucovorin plus either oxaliplatin or cisplatin: a study of the Arbeitsgemeinschaft Internistische Onkologie[J]. J Clin Oncol, 2008, 26(9): 1435 - 1442.

[7] Shah MA, Janjiglan YY, Stoller R, et al. Randomized multicenter phase Ⅱ study of modified docetaxel, cisplatin, and fluorouracil (DCF) versus DCF plus growth factor support in patients with metastatic gastric adenocarcinoma: a study of the US Gastric Cancer Consortium [J]. J Clin Oncol, 2015, 33(33): 3874 - 3879.

[8] Doi T, Piha-Paul SA, Jalal SI, et al. Safety and antitumor activity of the anti-programmed death - 1 antibody pembrolizumab in patients with advanced esophageal carcinoma[J]. J Clin Oncol, 2018, 36(1): 61 - 67.

[9] Ford HE, Marshall A, BridgeWater JA, et al. Docetaxel versus active symptom control for refractory esophagogastric adenocarcinoma (COUGAR - 02): an open-label, phase 3 randomised controlled trial [J]. Lancet Oncol, 2014, 15(1): 78 - 86.

[10] Shankaran V, Mulcahy MF, Hochster HS, et al. Docetaxel, oxaliplatin, and 5-fluorouracil for the treatment of metastatic or unresectable gastric or gastroesophageal junction (GEJ) adenocarcinomas: Preliminary results of a phase Ⅱ study [C]. Gastrointestinal Cancers Symposium 2009, Abstract 47. Retrieved from: http://www. asco. org/ASCOv2/Meetings/Abstracts? &. vmview=abst_detail_view&.confID=63&.abstractID=10246.

[11] Bang YJ, Van Cutsem E, Feyereislova A, et al. Trastuzumab in combination with chemotherapy versus chemotherapy alone for treatment of HER - 2 - positive advanced gastric or gastro-oesophageal junction cancer (ToGA): a phase 3, open-label, randomised controlled trial[J]. Lancet, 2010, 376(9742): 687 - 697.

[12] Kato K, Cho BC, Takahashi M, et al. Nivolumab versus chemotherapy in patients with advanced oesophageal squamous cell carcinoma refractory or intolerant to previous chemotherapy (ATTRACTION -

3)：a multicentre，randomised，open-label，phase 3 trial[J]．Lancet Oncol，2019，20(11)：1506-1517．

[13] 闫东，李槐，魏文强，等．消化道肿瘤肝转移经肝动脉介入治疗的疗效评价及预后影响因素分析[J]．中华肿瘤杂志，2007，29(11)：867-870．

[14] 李小平，陈震，孟志强，等．食管癌肝转移的治疗疗效观察[J]．肿瘤防治杂志，2004，11(5)：524-526．

[15] Procopio F，Marano S，Gentile D，et al．Management of liver oligometastatic esophageal cancer：overview and critical analysis of the different loco-regional treatments[J]．Cancers，2020，12(1)：20．

[16] Sara Jamel，Karina Tukanova，Sheraz Markar．Detection and management of oligometastatic disease in oesophageal cancer and identification of prognostic factors：A systematic review[J]．World Journal of Gastrointestinal Oncology，2019，11(9)：741-749．

[17] Iitaka D，Shiozaki A，Fujiwara H，et al．Case involving long-term survival after esophageal cancer with liver and lung metastases treated by multidisciplinary therapy：report of a case[J]．Surg Today，2013，43(5)：556-561．

[18] Lorenzen S，Schuster T，Porschen R，et al．Cetuximab plus cisplatin-5-fluorouracil versus cisplatin-5-fluorouracil alone in first-line metastatic squamous cell carcinoma of the esophagus：a randomized phase Ⅱ study of the Arbeitsgemeinschaft Internistische Onkologie[J]．Ann Oncol，2009，20(10)：1667-1673．

[19] Bouche O，Raoul JL，Bonnetain F，et al．Randomized multicenter phase Ⅱ trial of a biweekly regimen of fluorouracil and leucovorin (LV5FU2)，LV5FU2 plus cisplatin，or LV5FU2 plus irinotecan in patients with previously untreated metastatic gastric cancer：a Federation Francophone de Cancerologie Digestive Group Study—FFCD 9803[J]．J Clin Oncol，2004，22(21)：4319-4328．

[20] Shitara K，Doi T，Dvorkin M，et al．Trifluridine/tipiracil versus placebo in patients with heavily pretreated metastatic gastric cancer (TAGS)：a randomised，double-blind，placebo-controlled，phase 3 trial [J]．Lancet Oncol，2018，19(11)：1437-1448．

[21] Albertsson M，Johansson B，Friesland S，et al．Phase Ⅱ studies on docetaxel alone every third week，or weekly in combination with gemcitabine in patients with primary locally advanced，metastatic，or

recurrent esophageal cancer[J]. Med Oncol, 2007, 24(4): 407-412.

[22] 张子凡,程志远,孟茜茜,等.食管癌肝转移预后列线图的建立——基于人群的分析[J].中国实用内科杂志,2019,39(7):618-623.

[23] Deng J, Chu X, Ren Z, et al. Relationship between T stage and survival in distantly metastatic esophageal cancer: a strobe-compliant study[J]. Medicine, 2020, 99(19): e20064.

[24] Ghazy HF, El-Hadaad HA, Wahba HA et al. Metastatic esophageal carcinoma: prognostic factors and survival[J]. J Gastrointest Cancer, 2022, 53(2): 446-450.

一、概述

　　肝脏是转移性肿瘤的多发部位,因肝脏接受肝动脉和门静脉双重血供,血供丰富,全身各脏器的恶性肿瘤大都可转移到肝脏。有文献报道,恶性肿瘤发生肝转移的比例仅次于淋巴结转移排第2位,占41.4%。肝脏转移性肿瘤可为单发或多发病灶,其中以多结节病灶更为多见,甚至呈弥漫性病灶,少数为单发病灶。转移性肝癌亦称继发性肝癌,过去认为转移性肝癌已属肿瘤晚期、治疗效果差而放弃积极治疗。但随着肝脏外科技术的进步和发展,肝脏手术相关并发症发生率及手术死亡率明显下降。同时,随着肿瘤诊断治疗技术及影像学技术的发展,转移性肝癌的早期诊断率明显提高,手术切除率及存活率已有很大提高。手术切除转移性肝癌是一种有效并可能使患者获得长期存活的治疗方法。

　　据目前最新全球癌症统计资料显示,肺癌是男性最常见的恶性肿瘤,位居每年男性因癌症死亡的第1位,列为女性第2位癌症杀手。肝脏是肺癌的常见转移部位之一。在新诊断的非小细胞肺癌中,最常见转移部位依次为脑、骨和肝脏。肺癌尸检肝转移率为40%~61%。在初次诊断时,肺癌肝转移率为5.8%,其中小细胞肺癌肝转移发生率为17.5%,而非小细胞肺癌肝转移发生率为3.8%。在结直肠癌和胃癌患者的肝转移中,较多病例为单独肝转移,而肺癌患者中有肝转移的患者多数伴有其他脏器转移,27.4%

的患者仅出现肝转移。鳞癌和小细胞肺癌出现单独肝转移的发生率较高,而腺癌和大细胞癌出现肝转移时多数伴有其他脏器转移。非小细胞肺癌肝转移多为孤立性,而小细胞肺癌肝转移则多为弥漫性。

二、临床表现

肺癌是全球死亡率最高的癌症,其原因是肺癌在病情初期时往往症状不明显,等到发现时,大多已经发生了转移,给治疗带来极大的困难。其中肝脏就是肺癌常转移的器官之一,而肺癌一旦发生肝转移,就会出现一系列的症状,给患者带来巨大的痛苦。肺癌肝转移可能会有以下症状。

1. 食欲不振、消化不良　由于患者的肝脏遭受了癌细胞的侵袭,因此其肝脏的大部分作用功效都受到损害。患者可能会因此出现食欲不振、消化不良等肝功能受损的症状表现,而临床当中往往这个症状表现并不会引起重视。等到问题严重了,患者去到医院检查,最终才发现已经出现了肺癌肝转移。

2. 持续的肝区疼痛　随着癌细胞不断侵犯肝脏,患者会出现肝区疼痛,并且这种疼痛是持续性的胀痛,将会给患者带来极大的痛苦。尤其是当肺癌肝转移得不到及时有效的治疗,严重的患者可能会因此危及生命安全。

3. 上腹胃疼痛和心律失常　部分肺癌肝转移患者会出现上腹部、胃部疼痛和心律失常的症状。

4. 消瘦、黄疸　晚期肺癌肝转移患者会出现消瘦、肝区疼、黄疸等症状,血体检可发现肝大,质中或硬,边缘不规则,表面不平整等肝转移特征。

三、诊断方法

肺癌肝转移主要靠影像学检查来诊断,包括腹部 B 超、CT、磁共振（MRI）及 PET - CT 等。

1. **腹部彩色超声** 临床诊断肺癌发生肝转移及治疗后随诊的最常用方法。彩色超声检查多见强回声型影像，可表现同心环样分层现象，边缘弱回声晕带，称"牛眼征"。一般 1～2 cm 以上肝转移癌灶均可能显像，总的临床诊断准确率可达 90%。

2. **腹部 CT** 目前已成为诊断肺癌肝转移的常规检查方法。CT 平扫肝转移癌灶边界较清，多为低密度类圆形，个别为不规则或分叶状，只在癌灶内有新鲜出血或钙化后才表现为高密度。肺癌肝转移癌灶多是少血供的，较大癌灶因供血不足可发生坏死或囊性变，中心密度低于边缘部分。增强早期（动脉期像）肝转移癌灶密度高于周围肝组织，但短时间内密度随即降低，中央密度可以很低，"牛眼征"更为明显，"环状"强化更为清晰。可检出 1～2 cm 或更小的转移性癌灶，其敏感度可超过 90%。

3. **MRI** 肺癌肝转移表现为边界清楚，信号强度均匀或强弱不等的多发或单发病灶，可呈现"靶征"或"亮环征"，MRI 分辨率高，对微小转移灶的检出率和定性诊断率较高。

4. **PET - CT** 优点是一次检查可明确原发肿瘤与肝转移灶大小、数目及位置等，对于明确是否伴有肝脏以外转移价值较高，为临床分期与治疗提供依据，但缺点是有一定的假阳性和假阴性率，且费用较高。

四、病理分型

肝转移灶的病理类型同肺癌原发灶。肺癌按组织病理学分类分为非小细胞肺癌和小细胞肺癌两大类，其中非小细胞肺癌最为常见，约占肺癌总发病率的 85%。

非小细胞肺癌包括鳞癌、腺癌、大细胞癌等。鳞癌，常为中心型肺癌，比较常见，男性多于女性，鳞癌与大量的吸烟可能是有关系的。腺癌多数是起源于比较小的支气管黏膜上皮细胞，一般发病的年龄比较小，女性比较多见。大细胞癌临床上发病率是比较低的,大概一半起源于大支气管,病变以周围型巨大肿块比较多见,往往伴有纵隔淋巴结的转移,男性多于女性。肺泡癌是腺癌的亚型,表现有结节型、弥漫型。腺鳞癌指腺癌和鳞癌的混合存在,临床上是非常少见的。

小细胞癌包括燕麦细胞型、中间细胞型、复合燕麦细胞型,一般起源于较大的支气管。大多数也是中央型的肺癌,男性多发于女性,恶性程度是最高的,细胞分化程度比较差,生长很快,侵袭力特别强,特别容易发生远处转移。

五、鉴别诊断

(一)鉴别方法

肺癌肝转移主要靠影像学检查来鉴别,大致方法包括腹部 B 超、CT、磁共振(MRI)及 PET‐CT 等。

肺癌肝转移 B 超检查表现为肝内实质性占位病变,大多呈圆形或类圆形实质性结节,少数为分叶状及不规则形状,边缘较规整,边界较清晰。转移性肝癌多不伴有肝硬化,肿瘤多数为低回声,少数可为高回声和其他回声。较大瘤内可见坏死、液化,有时容易与肝脓肿混淆。肿瘤后方回声不增强,肿块边缘出现弱回声晕带及结节外周暗环是肝转移肿瘤重要特征。值得注意的是,转移性肝癌也可出现肝内胆管扩张、门静脉瘤栓等表现。

肺癌肝转移典型 CT 表现为平扫呈低密度,增强后病灶中心为低密度而边缘强化,最外层密度又低于肝实质,即"牛眼征"。CT 表现以多发结节灶常见,少数为单发,以肝脏表面分布为主,但其表现变化较多,需与原发性肝癌、肝脓肿等其他肝脏占位进行鉴别。

MRI 分辨率高,对微小转移灶的检出率和定性诊断率较高。

PET‐CT 的优点是一次检查可明确原发肿瘤与肝转移灶大小、数目及位置等。对于明确是否伴有肝脏以外转移价值较高,为临床分期与治疗提供依据,但缺点是有一定的假阳性和假阴性率,且费用较高。

对于怀疑肝转移的患者应常规行肝脏超声和/或增强 CT/MRI 等影像学，同时加行血清 AFP 检查。PET - CT 检查不作为常规推荐，肝转移灶的经皮针刺活检仅限于病情需要时应用。

(二) 鉴别诊断

1. 肝细胞癌　多有慢性肝炎、肝硬化的病史，AFP 水平明显升高，影像学表现呈现典型的"快进快出表现"。

2. 胆管细胞癌　多无肝病背景，CEA、CA199 等肿瘤标志物可能升高。影像学检查增强 CT 提示血供不如肝细胞肝癌丰富，且纤维成分较多，呈"慢进慢出"的表现，周围可见扩张的末梢胆管。

3. 肝血管瘤　常无肝病背景，女性多见，CT 增强可见占位周边开始向中央填充，呈"快进慢出"。

4. 肝包虫病　常具有牧区生活以及狗、羊接触史，叩诊有震颤（即"包虫囊震颤"）是特征性表现。包虫内皮试验为特异性试验，阳性率达 90%，B 超可在囊性占位腔内发现漂浮子囊的强回声。

六、治疗推荐

(一) 手术治疗

与结直肠癌肝转移和胃癌肝转移相比，有肝脏转移的肺癌患者多数伴有其他脏器转移，因此术前应仔细检查和评估，全面排查其他脏器肿瘤转移情况。同时，还应结合其他辅助治疗措施，进一步提高治疗效果。对于合适的患者进行手术切除肝脏转移肿瘤可以明显延长患者生存时间。对于结直肠癌和神经内分泌肿瘤的肝脏转移进行积极手术治疗目前已达成共识，但对于肺癌肝转移手术治疗的意见尚不统一。同期性肝转移的肺癌多被认为是手术治疗的禁忌证。近年来随着肝脏手术技术的进步及对肿瘤生物学特性的认识，肺癌肝转移患者接受手术治疗逐渐增多，且有文献报道经过选择的肺癌肝转移患者经手术治疗后获得长期生存。因此，近年来对于肺癌肝转移的治疗逐渐偏向积极。能够接受手术切除者需要符合以下条件：① 全身一般情况好，心、肺、肝、肾功能基本正常；② 转移病灶为单发或虽为多发但局限于一叶或半肝内；③ 能够切除或已经切除原发病灶；④ 无肝外转移灶或肝外转移灶能够或已得到有效治疗。

术前借助影像学检查进行仔细评估，排除多脏器转移及检出微小转移病灶，并了解肝内和原发肿瘤病变的详细情况，了解肿瘤大小、部位、血运以及与肝脏管道之间的关系等信息，以制定准确的手术方案。对于较稳定的病灶可以观察一段时间，观察有无新发病灶出现。同时，术前或术后应结合全身治疗。

近年来，随着微创外科技术的进步，腹腔镜肝脏切除发展很快。随着腹腔镜肝脏手术经验的不断积累、操作技巧的不断提高，以及新的腹腔镜专用器械、设备的出现，腹腔镜肝切除术在原发性肝癌及继发性肝癌治疗中的应用得到快速发展，并显示良好疗效。肺癌肝转移多数分布于肝脏表面，如位置合适，患者无上腹部手术史，可行腹腔镜肝脏转移肿瘤切除，目前已有适合腹腔镜手术时使用的术中 B 超，可以更好地帮助定位肿瘤位置、范围。因腹壁切口小、损伤小、术后疼痛程度轻，有利于早期活动。肠道功能影响小、早期即可进食、恢复快、缩短住院时间。此外，腹腔镜手术形成粘连少，可为术后治疗提供更好的条件。腹腔镜术后对患者免疫功能影响小，可较早进行辅助治疗。

肺癌肝转移术后复发如果适合手术治疗，可再次手术切除，能够有效延长患者生存时间。再次肝切除时腹腔和肝周粘连使得手术出血等并发症增多，但其手术死亡率仍和初次肝切除时相当。再次肝切除的患者评估和选择标准同首次肝切除术。另外，如果肿瘤位置及大小合适，也可采用局部射频或微波消融治疗，可获得接近手术切除的效果。

（二）全身化疗

全身化疗是肺癌肝转移的一线治疗方案，但由于肝脏参与治疗晚期肺癌的几种常用的细胞毒性药物的活化或代谢，化疗的效果不佳。王森等讨论并分析了肺癌患者出现肝转移后采取手术、单纯全身化疗、全身化疗联合肝动脉化疗栓塞三种疗法的疗效。显示单纯全身化疗组总缓解率仅为 11.8％，中位 PFS 仅 5.9 个月。

陈珑等分析并评估了 9 例经过伊立替康联合洛铂方案治疗的依托泊苷方案化疗失败后的小细胞肺癌 LM 患者的疗效和安全性。显示 9 例患者化疗后肝功能均得到改善，有效率 33.3％（3/9），中位 PFS 为 12 个月。这个研究提醒我们伊立替康联合铂类为基础的化疗能够缓解肿瘤转移导致的肝损伤，是一种有效的方案。当然，如果在全身治疗的基础上接受局部治疗，或许可进一步获得长期生存。

张诚胜等探讨了 70 例肺癌肝转移患者分别通过静脉化疗和静脉化疗联合无水乙醇瘤内注射治疗的效果，结果显示联合治疗能够明显提高肺癌肝转移患者的近期疗效和长期生存状况，且不良反应可以耐受。

（三）立体定向放射治疗（stereotactic body radiation therapy，SBRT）

最近，有研究证明 SBRT 治疗肝转移是安全有效的，两年总生存率为 30％～83％。SBRT 在肺癌肝转移治疗中似乎已经确立，但仅有前瞻性小样本Ⅰ/Ⅱ期试验和稍大的回顾性报告发表。肝转移病灶数目不超过 5 个且肿瘤直径＜6 cm，SBRT 可用于肺癌肝转移患者。而 Milano 等人提出 SBRT 治疗后肝脏常出现新的转移。因此，可能需将 SBRT 与全身治疗手段结合。一项纳入 29 例患者的Ⅱ期随机临床试验［单纯化疗对比 SBRT 联合化疗治疗有限转移非小细胞肺癌（NSCLC）］，SBRT 加化疗组无进展生存期（PFS）为 9.7 个月，较单纯化疗组 3.5 个月显著延长。

类似地,有研究发现,对局部晚期和转移性的 NSCLC 接受 Pembrolizumab 之前曾接受过任何放疗的患者中,PFS 和总生存期(OS)中位数有所改善。但是,治疗方式的最佳组合仍需进一步探讨。

(四) 局部消融技术

1. 射频消融(radio-frequency ablation,RFA) RFA 的优点对肝转移患者的临床处理有积极影响,并可提高抗肿瘤的免疫能力。在最近的文献综述中,显示 RFA 完全消融的比率在 58%～95%,且常作为辅助治疗方式之一。Tseng 等人回顾性分析了 673 例肺腺癌患者的临床资料,结果显示接受 RFA 治疗的患者比未接受 RFA 治疗的患者具有更长的 OS。如果在全身治疗基础上行 RFA 治疗,则可获得长期生存。因此,建议对有少量肝转移结节的患者,除全身治疗外,还应考虑 RFA。

类似的,林淑芝等人在探讨超声引导下经皮 RFA 治疗恶性肿瘤肝转移的应用价值中,提出对非手术适应证肝转移患者超声引导下经皮 RFA 治疗相对安全有效,短期内可产生局部控制肝转移癌的活性。因而,在临床治疗中需结合患者实际情况,采用 RFA 联合其他多种治疗方式来延长患者生存期,提高生存质量。

2. 微波消融(microwave ablation,MWA) MWA 与 RFA 比较具备许多优势,是一种通过微波能量传导产生热量达到使肿瘤坏死的方式。其目的是将原发不可切除的疾病转化为可切除的或最佳的无肿瘤状态。超声引导下微波消融的早期经验报告了临床成功消融率为 100%。一项小型前瞻性随机试验比较了微波消融和切除术治疗可切除结直肠肝转移瘤的疗效,显示出 2 种疗法之间生存率相当,且微波消融术中出血量更低。

类似的,艾冬梅等人对 100 例肺癌肝转移癌患者行 MWA 医治的疗效分析,显示微波消融对肺癌肝转移的医治成果好,并提示原发灶的位置和数目是转移性肝癌患者预后的独立风险要素。当然,我们仿佛也可将 MWA 结合手术治疗来增加肺癌肝转移患者的治愈率,改善患者生存价值。

(五)肝动脉化疗栓塞 (transcatheter arterial chemoembolization, TACE)

据报道,TACE 针对肝转移癌的治疗获得较好疗效,显示出 8.6 个月以上的平均生存时间。但栓塞后会使侧支循环及新生毛细血管形成,导致血液中化疗药物的浓度减小,影响治疗效果。因此,有人提出 TACE 联合 RFA 的治疗方案。2016 年刘翔骛等通过对 68 例肺癌肝转移患者比较了行动脉化疗栓塞联合微波消融治疗和单纯行动脉化疗栓塞治疗临床疗效,结果显示联合治疗组术后缓解率及 1、2、3 年生存率显著高于单纯治疗组。或许我们可以推断对于直径较大的肝转移病灶,可以先用消融术减小肿瘤负荷,而后再用动脉化疗栓塞术治疗,来进一步提高疗效。

类似地,薛明月等在 2017 年探讨了双重介入治疗肺癌肝转移患者的疗效和安全性,显示在 64 例患者中,采用选择性动脉造影给予肺肝双重介入化疗比全身静脉化疗的患者的预后方面明显得到改善,似乎表明对于肺癌肝转移患者采取双重介入治疗是一种可行的临床治疗方法。

(六)靶向治疗

许多研究证实 EGFR 阳性的晚期 NSCLC 患者能够接受表皮生长因子受体酪氨酸激酶抑制剂(EGFR - TKIs)的一线治疗,可获得 10 个月的 PFS 和超过 22 个月的 OS。然而,对于肺腺癌伴肝转移患者的疗效并不清楚。有研究表明具有 EGFR 突变的患者往往具有同步 LM 的倾向。虽然初发时肝转移患者的 PFS 和 OS 较无肝转移患者短,他们也可从 EGFR - TKIs 的治疗中受益。

同样的,在部分报道中提出对于靶向治疗期间发生远处转移的患者,可在局部治疗的同时继续行靶向治疗。早期的临床资料显示 EGFR - TKIs 主要在肝脏代谢,推测药物过度暴露可能导致肝功能障碍 LM 患者 EGFR - TKIs 疗效更高。Castanon 等通过对 236 例Ⅳ期 NSCLC 患者的回顾性分析,指出用 EGFR - TKIs 一线治疗 EGFR 突变 NSCLC 肝转移患者可能会逆转其预后。而 Zhu 等在 2016 年也报道了 1 例用埃克替尼治疗 EGFR 突变的肺癌肝转移患者,在 6 个月内肝转移达到完全缓解。据我们所知,这是首次记录行根治性肺癌切除术后出现肝转移接受埃克替尼治疗的非小细胞肺癌患者的成功案例。仿佛证明 EGFR - TKIs 治疗肺癌肝转移患者的疗效,也间接阐明肺癌的切除可能导致 EGFR - TKIs 的更高疗效。

然而,绝大部分患者在 EGFR - TKIs 治疗后会产生获得性耐药性。因此,有人提出应用 VEGF(血管内皮生长因子)靶向药物贝伐珠单抗注射液,在抑制肿瘤血管生成的同时联合化疗的方案治疗 EGFR - TKIs 治疗产生耐药肺腺癌肝转移所致的高胆红素血症,且获得了 3 个月的 PFS。我们或许可考虑针对类似患者采取这种治疗策略。当然,这些仅是个案报道,还需要进一步的研究探索来证明这些假定。

(七) 免疫治疗

最近,程序性细胞死亡蛋白- 1(PD - 1)及其配体(PDL - 1)抑制剂为晚期肺癌患者提供了新的治疗选择。Nivolumab 是第一个被批准为二线治疗晚期 NSCLC 的 PD - 1 抑制剂。在一项 Nivolumab 治疗转移性肺癌疗效和安全性分析中,显示出 3.7 个月的 PFS 和 7.8 个月中位 OS。

而对于肺癌肝转移免疫治疗仍在探索中,Ricciuti 等报道了首例经 Nivolumab 二线治疗肺癌肝转移患者产生长期应答的病例,显示 Nivolumab 对于晚期 NSCLC 是一种有效的治疗方法,甚至在停药 6 个月后疗效持续存在。在两项 Nivolumab 与多西他赛治疗晚期 NSCLC 患者的Ⅲ期临床试验中虽然也显示出 Nivolumab 比标准多西他赛化疗更高的疗效,但 Vokes 等通过对肝转移患者的亚组分析中,报告了 3 年的随访结果,却提示合并肝转移患者的预后较差。

Funazo 等也有类似报道,在肝转移 NSCLC 患者中观察到免疫治疗反应降低和 PFS 缩短。并提示 LM 与侵袭性肿瘤边缘处 CD8$^+$T 细胞密度降低相关,这是一种与 PD-1 反应相关的细胞特征。虽然这些确证研究正在进行中,但不应因肝转移的存在将患者从 PD-1 治疗中排除。事实上,即使在这组患者中的反应率也超过了报道的其他疗法的反应率。

在非小细胞肺癌患者中,约 35% 的患者会出现肝转移,且预后差。通过 543 名患者的回顾性分析,研究者探索了原发灶与多种转移灶中 *EGFR* 驱动基因突变与晚期转移、预后的相关性,发现携带 *EGFR* 21 号外显子突变亚型的患者较 19 号外显子缺失亚型更易发生肝转移(23% vs. 7%,$P<0.01$;HR 3.47)。确诊时同时伴随肝转移与 NSCLC 患者 OS 短相关,但对于 *EGFR* 变异阳性的肝转移 NSCLC 而言,一线使用 TKI 治疗或可逆转其预后。另有研究发现,*EGFR* 变异 NSCLC 患者经 TKI 治疗后的 OS 与是否有肝转移无关,而与是否骨转移或脑转移有关。除 *EGFR* 基因 21 号外显子突变外,携带 *HER-2* 基因 20 外显子框内插入变异患者更容易出现肝转移。

综上所述,肺癌肝转移患者预后较差。目前多数单一治疗方法都有一定局限性且长期疗效不佳,目前全身性的综合治疗仍是肺癌肝转移的重要治疗手段,以达到延长生存期,改善生活质量的姑息治疗目的。近年来虽有肺癌肝转移患者经手术治疗后获得长期生存的病例报道,但适合手术的病例仍较少,且均经过一定条件(尚无统一标准)的筛选,故外科治疗的意义及前景仍需进一步的临床证实。

(张永法)

参考文献

[1] Bray F, Ferlay J, Soerjomataram I, et al. Global cancer statistics 2018: GLOBOCAN estimates of incidence and mortality worldwide for 36 cancers in 185 countries[J]. CA: a cancer journal for clinicians,

2018, 68(6): 394 - 424.

[2] Quint LE, Tummala S, Brisson LJ, et al. Distribution of distant metastases from newly diagnosed non-small cell lung cancer[J]. Ann Thorac Surg, 1996, 62(1): 246 - 250.

[3] Ileana E, Greillier L, Moutardier V, Barlesi F. Surgical resection of liver non-small cell lung cancer metastasis: a dual weapon? [J]. Lung Cancer, 2010, 70(2): 221 - 222.

[4] Nagashima A, Abe Y, Yamada S, et al. Long-term survival after surgical resection of liver metastasis from lung cancer[J]. Jpn J Thorac Cardiovasc Surg, 2004, 52(6): 311 - 313.

[5] Wang S, Wei YD, Zhao Z, et al. Risk factors of liver metastasis in non-small cell lung cancer and comparison of different therapies[J]. Chinese Journal of Disease Control, 2016, 20 (9): 936 - 939.

[6] Chen L, Huang P, Zhang XJ, et al. Efficacy and safety evaluation of irinotecan plus lobaplatin in patients with small cell lung cancer liver metastases who failed chemotherapy with etoposide regimen[J]. Hebei Medicine, 2016, 38(20): 3098 - 3100.

[7] Zhang CS, Liu XL. Therapeutic effect of intravenous chemotherapy combined with percutaneous ethanol injection for hepatic metastasis[J]. Modern Oncology, 2016, 24(18): 2906 - 2909.

[8] Milano MT, Katz AW, Schell MC, et al. Descriptive analysis of oligometastatic lesions treated with curative- intent stereotactic body radiotherapy[J]. Int JRadiat Oncol Biol Phys, 2008, 72(5): 1516 - 1522.

[9] Kanthi, Rekha, Badipatla, et al. Lung cancer metastasis to the gastrointestinal system: An enigmatic occurrence[J]. World Journal of Gastrointestinal Oncology, 2017, 9(3): 129 - 134.

[10] Shaverdian N, Lisberg AE, Bornazyan K, et al. Previous radiotherapy and the clinical activity and toxicity of pembrolizumab in the treatment of non-small- cell lung cancer: A secondary analysis of the KEYNOTE - 001 phase 1 trial[J]. Lancet Oncol, 2017, 18: 895 - 903.

[11] Lin SZ, Xu Qian, Wu JY, et al. Ultrasound — guided percutaneous radiofrequency ablation for malignant liver metastases [J]. Chinese Journal of Interventional Imaging and Therapy, 2018, 15(1): 29 - 32.

[12] Tseng SE, Chiou YY, Lee YC, et al. Number of liver metastatic

nodules affects treatment options for pulmonary adenocarcinoma patients with liver metastases[J]. Lung Cancer, 2014, 86 (2): 225 - 230.

[13] Shibata T, Niinobu T, Ogata N, et al. Microwave coagulation therapy for multiple hepatic metastases from colorectal carcinoma[J]. Cancer, 2000, 89(2): 276 - 284.

[14] Ai DM, Xu JX, Liu CJ, et al. Microwave ablation treatment of liver metastatic carcinoma clinical efficacy and related factors affecting survival rate[J]. Cancer Progression, 2017, 15 (6): 667 - 669.

[15] Liu XZ, Li H, Wang X, et al. Clinical value of hepatic arterial chemoembolization combined with percutaneous microwave ablation for liver metastasis of lung cancer[J]. Medical Equipment, 2016, 29(14): 16 - 17.

[16] Xue MY, Zhou ZM. Therapeutic effect and safety of dual interventional treatment for lung cancer with hepatic metastasis [J]. Chinese Hepatology, 2017, 22(11): 1038 - 1041.

[17] Tseng SE, Chiou YY, Lee YC, et al. Number of liver metastatic nodules affects treatment options for pulmonary adenocarcinoma patients with liver metastases[J]. Lung Cancer, 2014, 86 (2): 225 - 230.

[18] Castanon E, Rolfo C, Vinal D, et al. Impact of epidermal growth factor receptor (EGFR) activating mutations and their targeted treatment in the prognosis of stage Ⅳ non-small cell lung cancer (NSCLC) patients harboring liver metastasis [J]. Journal of Translational Medicine, 2015, 13(1): 257.

[19] Zhu ZY, Chai Y. Complete remission of liver metastasis in a lung cancer patient with epidermal growth factor mutation achieved with Icotinib[J]. Thoracic Cancer, 2016, 7(6): 681 - 683.

[20] Liu XL, Ji W, Li L, et al. Treatment of lung adenocarcinoma with erlotinib hydrochloride tablets, post-drug chemotherapy and bevacizumab injection: a case report and review of literature[J]. Journal of Jilin University(Medicine Edition), 2017, 43(5): 1019 - 1024.

[21] Tournoy KG, Thomeer M, Germonpré P, et al. Does nivolumab for progressed metastatic lung cancer fulfill its promises? An efficacy and safety analysis in 20 general hospitals[J]. Lung Cancer, 2018, 115:

49 – 55.

[22] Ricciuti B, Metro G, Baglivo S, et al. Long lasting response to nivolumab and immune related adverse events in a nonsquamous metastatic non-small cell lung cancer patient[J]. Journal of Thoracic Oncology, 2017, 12(5): 51 – 55.

[23] Vokes EE, Ready E, Felip E, et al. Nivolumab versus docetaxel in previously treated advanced non-small cell lung cancer (CheckMate 017 and CheckMate 057): 3-year update and outcomes in patients with liver metastases[J]. Annals of Oncology, 2018, 44(1): 12 – 21.

[24] Funazo T, Nomizo T, Kim YH. Liver metastasis is associated with poor progression-free survival in patients with non-small cell lung cancer treated with nivolumab[J]. Thorac Oncol, 2017, 12(9): 140 – 141.

第十四章 黑色素瘤肝转移

一、概述

黑色素瘤是一种由外胚层神经棘细胞分化而来的黑色素细胞恶性变而来的,恶性程度很高的肿瘤。由于黑色素细胞广泛分布于人体不同的器官内,因此黑色素瘤可发生于皮肤和多种不同的脏器内,且不同部位的黑色素瘤其生物学行为和预后存在巨大差异。以往认为黑色素瘤是一种不治之症,堪称"癌中之王",但在近十年的时间内,随着靶向治疗和免疫治疗的发明和应用,晚期黑色素瘤的病死率正以每年 3‰～5‰ 的速度在下降。目前接受最新药物治疗的晚期黑色素瘤,五年生存率可高达 40％～50％。黑色素瘤也成为各类新型疗法开发和研究的领军瘤种。

肝脏是晚期黑色素瘤最易转移的脏器之一,其转移发生率在各亚型之间存在巨大差异,自 20％ 至 90％ 不等。且肝脏转移对于目前新药治疗,特别是免疫治疗的敏感性远低于其他部位的转移病灶,其原因可能与肝脏转移的形成与该部位特殊的免疫微环境相关。目前认为,存在肝脏转移是患者总生存预后和药物疗效的显著不利因素。因此,如何改善黑色素瘤肝转移的治疗效果,是进一步提高晚期黑色素瘤预后的关键。本章将从流行病学、肝转移机制、临床诊断和治疗等多方面,阐述黑色素瘤肝转移的临床诊疗进展。

黑色素瘤的发病和亚型分布存在明显的地域差异,因此并没有非常详尽的黑色素瘤总体的流行病学资料。但若仅以皮肤黑色素瘤而言,从 2020 年全球癌症发布数据报告来看,全球总体的黑色素瘤年发病率(年龄调整)3.4/10 万人年,2020 年新发约 32 万例。发病率最高的地区位于澳大利亚、北美和欧洲,年发病率(年龄调整)高达 15～36/10 万人年,这些地区主要的特点是纬度高、日照足,同时主要发病人群是白皮肤的高加索人。在美国和欧洲,黑色素瘤的发病都位于恶性肿瘤(非黑色素瘤的皮肤肿瘤除外)发病排行榜的第 6 位。

黑色素瘤在整个东亚地区发病率较欧美显著较低,平均发病率不超过 1/10 万人年。中国黑色素瘤整体的粗发病率 0.53/10 万人年,年龄调整后仅为 0.36/10 万人年,国内发病仅排在第 25 位。2020 年新发 7 000 余例新患者,现患病约 30 000 例。但中国黑色素瘤的发病近几年来还是呈现出上升的趋势。从 1990 年到 2019 年的流行病学调查来看,我国黑色素瘤的年发病率以每年 3.5% 的增幅逐步上升,而死亡率仅以每年 0.75% 的跌幅逐步下降。从复旦肿瘤黑色素瘤中心外科治疗的年手术量来看,确实呈现明显的上升趋势。发病的上升主要与老百姓对于疾病的认识增加,对于自己身体可疑色斑的重视,早诊早筛的普及相关,当然也与专病化诊治推行,以及黑色素瘤相关新药上市推广相关。

亚洲黄色人种和欧美高加索人群黑色素瘤发病的巨大差异,主要是其亚型分布存在本质的不同。目前认为黑色素瘤主要分为皮肤型、肢端型、黏膜型和眼黑色素瘤等主要亚型,不同亚型从病因、分子机制到临床特征、疾病转归和治疗效果上都存在显著的差异。欧美地区白种人群的黑色素瘤主要以皮肤黑色素瘤为主,占 80%～90%,其中肢端型黑色素瘤占 5%。欧美黑色素瘤另有 3%～5% 原发于眼球,其中主要以脉络膜黑色素瘤为主。发生于其他脏器的黏膜黑色素瘤仅占欧美黑色素瘤 1%。而在我国黑色素瘤当中,60% 以上的黑色素瘤属于肢端型,另有 20% 属于黏膜型黑色素瘤,其中最常见的发病脏器为肛管直肠(27%)、女性生殖器(23%)和鼻腔(23%)。

皮肤型黑色素瘤的病因研究相对成熟，主要以良性色素痣的恶性变和慢性紫外线照射损伤为主。对其遗传学分子改变机制研究相对成熟，主要以单核苷酸改变为主，其中 50% 的皮肤型黑色素瘤可携带 *BRAF* 基因 V600 位点的突变，是非常成功的治疗靶点，同时较高的肿瘤突变负荷(tumor mutation burden, TMB)，也使得这一亚型接受免疫治疗的效果最佳。肢端型和黏膜型黑色素瘤目前的发病机制尚不清楚，目前认为可能与慢性炎症损伤或摩擦部位色素痣恶性变相关，但缺乏足够的基础研究。相对皮肤型，这两种亚型的遗传学改变可能主要以染色体异构为主，*BRAF* 的突变概率仅为 10%~15%，另可存在 10%~20% 的 *c-kit*、*NRAS* 和 *CDK* 通路上的基因的扩增或突变，但尚未开发高效的靶向治疗药物。同时由于这两种亚型的 TMB 较低，免疫治疗的疗效明显不及皮肤亚型。眼黑色素瘤是所有亚型中预后最差的类型，发病原因尚未明确，疾病进展迅速，死亡率高。脉络膜黑色素瘤通畅携带 *GNAQ*、*GNA11* 等基因突变，但无相应的靶向治疗，且眼原本即为免疫豁免器官，因此眼黑色素瘤对于传统的化疗、靶向治疗、免疫治疗都效果不佳，目前主要的治疗方式是局部放疗，但对于远处转移的预防和控制无效。

不同亚型的Ⅳ期黑色素瘤晚期肝转移的发生率也存在很大差异(表 14-1)。皮肤型和肢端型的肝转移概率为 20% 左右，明显低于淋巴转移(50%)和肺转移(50%)。黏膜型黑色素瘤肝转移的发生率高于皮肤型和肢端型，为 25%~40%，且大部分为多发病灶，其中以泌尿道黑色素瘤肝转移风险最高。而眼黑色素瘤的肝脏转移率最高，可达近 90%。而在澳大利亚黑色素瘤研究所(MIA)近期发表的 1 924 例未接受任何系统性治疗的寡转移Ⅳ期黑色素瘤的队列研究结果中发现，肝转移、脑转移和骨转移的中位生存时间分别为 3.9 个月、4 个月和 4.8 个月，显著差于肺转移 9.6 个月、淋巴结转移 13.6 个月和皮肤软组织转移 14 个月($P <$ 0.000 1)。多因素分析显示，这三个部位转移为预后较差的独立因素。

表 14 - 1 不同黑色素瘤亚型的区别

亚　型	皮肤型	肢端型	黏膜型	眼黑色素瘤
区域分布	欧美白种人	亚洲黄种人、黑种人	亚种黄种人	欧美白种人
病因	紫外线照射、色素痣恶性变、遗传因素	慢性炎症、肢端摩擦、其他未明	慢性损伤和炎症、其他未明	先天脉络膜色素痣恶性变、其他未明
基因突变	$BRAF$ 50% 高 TMB MSI - H	$BRAF$ 10%～15% $CKIT$, $NRAS$ 10%～15% CDK 通路 5%～10% 低 TMB MSI - L, MSS		$GNAQ/$ $GNA11$ 50%～80% 低 TMB MSS
肝转移率	20%	20%	30%	90%
免疫治疗有效率	40%	20%	15%	0
预后	好	较差	较差	极差

二、转移发生机制

作为最易发生肝脏转移的脉络膜黑色素瘤,大量的基础研究已经初步发现了其发生肝转移的机制与肝脏器官免疫微环境的改变存在密切的关联。了解黑色素瘤肝脏转移的免疫机制,能帮助我们更好地理解为什么肝脏转移对于免疫治疗低效的原因,为未来制定更好的临床策略提供了帮助。

眼黑色素瘤的死亡高峰出现在眼球局部治疗(放疗或剜除)后的 2～3 年。目前认为,这主要是由于肝脏内的微转移,其实在疾病的初期即已存在于肝血窦内或肝门三联管区,而当原发病灶被去除,肝脏内的微环境发生变化,才允许肝内的微转移病灶得以形成和发展。这种微环境的变化包括了免疫相关和非免疫相关的改变。其中免疫相关的改变包括微环境中 MDSC 细胞（marrow-derived suppressor cell，骨髓源性免疫抑制细胞）通过 IL‑10 抑制 NK 细胞（natural killer，自然杀伤细胞）和 DC 细胞（dendritic cell，树突状细胞），从而削弱了由 PD‑1 和 CTLA‑4 介导的 T 细胞的免疫杀伤。非免疫相关的改变，包括黑色素瘤细胞通过分泌 PDGF‑BB（platelet-derived growth factor BB，血小板生长因子 BB）和 TGF‑β（transforming growth factor‑β，转化生长因子‑β），抑制肝星状细胞分泌 PEDF（pigment epithelium-derived factor，色素上皮衍生因子），以及肿瘤内部的乏氧状态促使黑色素瘤细胞进一步分泌 cMET、CXCR4 和 VEGF 等因子，促进肿瘤的增殖和肿瘤血管的生成。

三、诊断方法

（一）临床表现和筛查

黑色素瘤肝转移从症状和体征方面，同其他肿瘤的肝转移类似。数目和大小有限的肝转移可无症状，晚期病灶增大增多可出现右上腹部胀满、疼痛、纳差、消瘦、黄疸、腹水、肝功能异常等相应症状，巨大的转移灶也可出现破裂、出血等急诊情况。因此，对于黑色素瘤肝转移的早期筛查非常重要，一般对于无转移的黑色素瘤，应至少每 3 个月复查肝脏 B 超，每一年行肝脏 MRI 或增强 CT 检查以尽早发现肝转移。对于晚期患者治疗过程中，肝脏增强 MRI 检查是发现和评估肝脏病灶疗效的最佳手段。黑色素瘤无特异性的肿瘤指标，一般黑色素瘤肝转移不存在 CEA 或 AFP 等指标的异常，但外周血乳酸脱氢酶（LDH）的异常，对提示黑色素瘤脏器转移、预后和治疗效果监测具有一定的临床价值。

（二）影像学检查

目前认为黑色素瘤肝转移最佳的影像学评估手段为增强 MRI，其敏感度高于 CT 检查。黑色素瘤的肝转移可分为结节型和弥漫型两种主要类型，在 MRI 影像中都能很好地鉴别。黑色素瘤转移的 MRI 有一定的特异性，在结节型转移中，T1 相转移瘤多为高信号，T2W1 压脂可以更好地呈现较小的结节型病灶。弥漫型转移 T2 相正常肝叶和转移病灶都普遍高信号，但当 T1 同位相时，正常肝组织信号降低，就能反差显现转移病灶。当患者无法进行增强检查时，弥散加权成像也可以帮助诊断。

CT 检查对于较小的肝转移或弥漫型转移敏感度不及 MRI，但在碘油栓塞治疗期间，CT 检查能够直观和体现碘油的分布和治疗效果。PET－CT 对于整体的转移情况能够进行全面的评估，但对于较小的肝脏转移灵敏度较低，且辐射较大是其弊端之一。超声检查是中国最为普遍和最为经济的影响学检查手段，对于肝脏病灶的早期发现具有较高的敏感性，可作为常规的筛查手段，对于可疑病灶的病理诊断，也可通过 B 超引导下肝实质穿刺获得，精准度高，操作简便且成功率高。

（三）病理检查

肝脏转移灶的病理活检仍然是黑色素瘤肝转移诊断的金标准。但在实际临床工作中，一般通过病史和影像学检查，已足够判断是否为转移性肝肿瘤，多数患者无需进行肝脏病灶的再活检。但对于孤立性的肝转移病灶，合并其他原发肿瘤的情况，或者原发黑色素瘤极为早期转移可能性较低时，仍推荐对肝脏病灶进行病理活检，一般可通过 CT 或 B 超引导下穿刺进行微创活检。黑色素瘤的转移灶可呈现典型的黑色外观，但也有转移灶变现为灰白色等其他外观，特别是无色素型的黑色素瘤转移。

当然，随着分子诊断的发展和精准治疗的推广，及时了解转移病灶的基因突变情况，与原发病灶遗传学改变的差异，或能更好地对肝脏转移灶进行个体化的治疗。以 *BRAF* 基因为例,已发现黑色素瘤原发灶和转移灶中 *BRAF* 突变的差异率可达 15%,若转移灶中 *BRAF* 基因位点突变的缺失,可能导致靶向治疗的失效。同时,留取足够的原发灶和转移灶的组织样本,也能为未来开展更多的基础研究提供储备。

四、治疗推荐

(一) 系统性治疗现状与进展

1. 晚期黑色素瘤的药物治疗全面进入靶向和免疫治疗时代

晚期黑色素瘤的系统性药物治疗在 2011 年以后逐步进入以 BRAF 抑制剂为代表的靶向治疗,和 PD-1 单抗为代表的免疫治疗的新时代(表 14-2)。

表 14-2 皮肤黑色素瘤靶向治疗和免疫治疗临床研究数据

类别	临床研究	药　　物	ORR	mPFS(月)	5 年 OS
靶向治疗	Combi d/v	曲美替尼＋达拉非尼	60%	11.1	34%
	BRIM 3	维莫非尼	48%	5.3	11%
免疫治疗	Keynote 006	派姆单抗	47%	11.2	43%
	Checkmate 067	纳武利尤单抗＋伊匹木单抗	58.3%	11.5	52%
	Relativity 047	纳武利尤单抗＋瑞拉利单抗	43.1%	10.2	/

在免疫治疗和靶向治疗被发明之前,黑色素瘤的药物治疗长期以来是以达卡巴嗪为基础的化疗,但无论是单药还是其他联合方案,总体有效率仅为 5%~10%,中位无疾病进展时间(PFS)为

1～2个月,中位生存期<8个月,1年的总生存率(OS)仅为20%左右,5年OS几乎为0。而目前多项随机对照研究证明新药在晚期黑色素瘤中的神奇疗效(上页表14-2)。对于携带BRAF V600突变的黑色素瘤,BRAF抑制剂单药的有效率可高达60%,中位PFS时间为6～8个月;联合其下游位点MEK抑制剂后,双靶治疗的有效率可进一步提高至近70%,并可出现近20%的完全缓解(CR),中位PFS也延长至12～14个月,5年OS可达34%。而对于所有的黑色素瘤,无论是否携带BRAF位点突变,都可选择免疫检查点抑制剂治疗。单药方面,在一线治疗中,PD-1单抗总体的有效率也可达30%～45%,中位PFS时间为11个月,5年OS达43%。可以说,晚期黑色素瘤的系统性治疗的疗效出现了质的飞跃。

除了单种治疗方式,目前以免疫为基础的联合治疗,也有望进一步改善晚期黑色素瘤的生存。首先,在免疫检查点抑制剂联合治疗方面,PD-1单抗联合CTLA-4单抗,有效率提高至60%,CR率20%,5年OS可达52%。而在2022年,新的免疫检查点抑制剂LAG-3单抗联合PD-1单抗,在Ⅲ期研究中,有效率达到43.1%,无进展生存时间(PFS)10.2个月,同样显著由于PD-1单药,同时较CTLA-4单抗的联合具有更低的副作用,有望成为晚期一线治疗的新标准。

此外,对于BRAF突变导致的黑色素瘤,PD-1/PD-L1单抗联合BRAF和MEK抑制剂,也在晚期一线治疗中,较单纯双靶治疗呈现出微弱的优势,但由于副作用较大,目前临床应用仍受到限制。除此之外,PD-1单抗联合小分子抗血管靶向药物、联合溶瘤病毒等,都在小样本的Ⅰ/Ⅱ期研究中,呈现出了进一步增敏免疫治疗,或在后线逆转免疫耐药的作用。

当然,不同人种和不同病理亚型间新药的治疗效果存在差异。目前国际大样本的新药研究几乎都是纳入的皮肤型黑色素瘤,而在中国人群,特别是肢端和黏膜亚型中的数据尚不成熟。靶向治疗方面,肢端型、黏膜型黑色素瘤携带BRAF突变的概率仅15%

左右,尽管突变的肢端和黏膜亚型靶向治疗的效果与皮肤型相当,但大部分的肢端和黏膜黑色素瘤无法接受靶向治疗。眼黑色素瘤目前缺乏有效的治疗靶点。免疫治疗方面,亦有研究表明,肢端型和黏膜型的单免和双免联合的有效率都较皮肤型低一半,这可能与这两种亚型的 TMB 低、PD-L1 表达低相关。而眼黑色素瘤对免疫治疗的效果更差。因此,在实际临床诊疗过程中,应根据不同亚型选择恰当的药物治疗方案。除此之外,人种间免疫疗效也存在差异,已有多中心研究证实,亚洲人群接受 PD-1 治疗的效果差于后面人群,不良反应谱也存在差异。

2. 黑色素瘤肝转移的系统性治疗的疗效　无论是靶向治疗还是免疫治疗,存在肝转移都是影响新药疗效和总体预后的重要临床因素。

靶向治疗方面,对 BRAF 抑制剂的荟萃分析发现,当 LDH 正常时,是否存在肝转移,BRAF 抑制剂单药或联合 MEK 抑制剂治疗的总体有效率无明显差异(双靶 77.1% vs. 73%,单靶 64.1% vs. 62.5%),但无肝转移患者 CR 率明显高于有转移的患者(双靶 30.5% vs. 13.5%,单靶 15.2% vs. 5.2%),且存在肝转移的患者 PFS、OS 及持续有效时间(DOR)都更明显缩短。

而在免疫治疗方面,不同脏器转移灶对于免疫治疗的有效率是存在差异的。在一项纳入 140 例接受 PD-1 单抗联合 CTLA-4 单抗的患者的研究中,通过对 833 个不同转移灶的疗效评价分析发现,治疗前后病灶大小变化最为明显的脏器依次为皮下转移(中位缩小 100%)、消化道(100%)、肺(77%),而肝脏病灶缩小幅度最小,仅下降 3%。最高的病灶治疗有效率分别为软组织转移灶(79%)和肺转移(77%),而肝脏转移灶的有效率也最差,仅46%。存在肝转移的患者 PFS 和 OS 显著缩短。而在一个纳入了5 项 PD-1 单抗晚期治疗临床试验中,共 168 例中国患者的荟萃分析发现。有无肝转移的 ORR 分别为 4.3% 和 20.7%($P<$0.05),中位 PFS 时间分别为 3.6 个月和 7.4 个月($P<0.05$),中位 OS 时间分别为 22.8 个月和 15.7 个月($P<0.05$)。多因素分

析发现,肝转移是影响 PFS 的独立预后因素。

而另一项纳入黑色素瘤和肺癌的 PD-1 单抗的免疫治疗研究发现,存在肝转移的患者免疫治疗的 ORR(30.6% vs. 56.3%)及 PFS(5.1 个月 vs. 20.1 个月)明显差于无肝转移的患者。进一步的病理检测发现,存在肝转移的患者的组织中 CD8$^+$ T 细胞的浸润、PD-1 和 PD-L1 的表达都明显低于无肝转移的患者,这就解释了为何肝转移是影响免疫治疗疗效的原因。

(二) 局部治疗现状与进展

与其他肿瘤类似,肝脏转移灶的局部治疗仍然是临床治疗的重要手段。局部治疗根据不同的方式主要包括手术、放疗、消融、肝动脉介入治疗和瘤内注射治疗。

1. 手术切除 既往有一些回顾性研究,对比了黑色素瘤肝转移病灶手术切除与非手术治疗对患者生存的影响,其中大部分针对的是眼黑色素瘤。总体上,能够接受手术治疗的肝转移患者比例仅为 2%~7%。能够接受手术的肝转移患者的中位生存可优于非手术治疗的患者(14~28 个月 vs. 3~12 个月),五年生存率也从 0 到 40% 不等,且认为能够达到 R0 切除并联合系统性治疗的患者预后最佳。当然手术切除的最终效果也取决于病灶的数目、大小以及肝外转移的情况。肝脏病灶术后的复发率据报道也可高达 72%~75% 不等。当然,这些研究大多比较古老,还是在化疗时代。随着系统性治疗疗效的提升,相信能够接受外科治疗的患者比例和术后的生存在未来都会进一步提高。

2. 放疗 以往认为黑色素瘤是放疗抵抗的一类肿瘤。但近期的研究发现,对黑色素瘤的放疗,应该采用大分隔或单次大剂量放疗,同时新型的质子重离子放疗对黑色素瘤也有确切的疗效。随着立体定向技术的不断进步,目前放疗已经被作为头颈部黑色素瘤以及黑色素瘤脑转移、骨转移、肾上腺转移和肝转移的治疗手段,且随着免疫治疗的广泛应用,发现放疗之后引起肿瘤抗原释放,可协同增敏免疫治疗。

3. 消融术 经皮穿刺的肝脏病灶微波热消融、药物化学消融或液氮冷冻消融,是多种瘤种肝脏转移灶的常见局部治疗手段。近期的研究发现,在黑色素瘤肝转移的消融治疗之后,肿瘤微环境中将有更多的 $CD8^+T$ 细胞浸润,同时由于肿瘤组织的坏死,更多的肿瘤抗原被释放,能够更好地被抗原呈递细胞识别和加工,以激活免疫抗肿瘤效应,增加免疫治疗的疗效,在这一点上,冷消融可能比热消融更具有优势。

4. 肝动脉介入治疗

(1)肝动脉化疗和栓塞:由于黑色素瘤总体化疗的有效率较低,因此总体上肝转移的动脉化疗效果也不尽如人意。疗效比较好的动脉灌注化疗药包括福莫司丁、紫杉醇和铂类。一项大样本(170 例)的Ⅲ期临床研究 EORTC 18021 比较了眼黑色素瘤肝转移进行静脉和肝脏动脉灌注福莫司丁的疗效差异,结果显示,肝脏动脉灌注的有效率显著高于静脉输注福莫司丁(11% vs. 2%),但中位生存并无差异(14 个月 vs. 13 个月)。通常动脉灌注化疗,会与动脉栓塞同时进行。在黑色素瘤的动脉栓塞方面没有开展过大样本的临床研究,主要还是其回顾性和小样本的Ⅰ、Ⅱ期临床研究中没有体现出更高的有效率和生存获益。其中疗效比较好的是一项回顾性研究,报道了顺铂联合紫杉醇动脉化疗再联合动脉栓塞,有效率达到 39%;以及另一项包含 GM-GSF 生物栓子的栓塞疗法,有效率达到了 32%。但这些疗法的总体生存仍局限于 7~12 个月。

(2)经动脉或经皮穿刺肝动脉马法兰的隔离输注:马法兰在黑色素瘤及一些软组织肉瘤的隔离肢体灌注或输注中被应用,其具有较好的改善肿瘤内乏氧状态,增加药物渗透的作用,本身对肿瘤就具有一定的杀伤力。联合高浓度肿瘤坏死因子(TNF)的使用,能提高治疗的有效率。近期在脉络膜黑色素瘤肝转移的美法仑隔离灌注治疗方面,出现了不少相关临床研究。

SCANDIUM 研究是一项历时近 10 年的外科治疗研究。其结果在 2022 年的 ASCO 大会上首次被报告。这是一项针对脉络膜黑色素瘤肝转移的隔离肝脏灌注的Ⅲ期临床研究。研究共入组了 93 例患者，随机分成隔离灌注组（IHP）46 例和最佳支持治疗组（control）47 例，最终接受分析的两组患者分别为 38 例和 39 例。从基线来看 2/3 的患者基线肝转移灶最大径≤3 cm。IHP 接受肝脏隔离后的玛法兰 1 mg/kg 的肢体隔离灌注。由于这项研究开展的时间尚早，因此在 control 组中选择的治疗方式主要是化疗（48%）和免疫治疗（30%），11% 的对照组患者也接受了局部的消融治疗。最终的疗效显示，IHP 组 ORR 达 40%，CR 7%，PR 33%，显著优于对照组（$P < 0.0001$），总体的治疗毒性也较低（19.5%）。最终，IHP 组的肝内 PFS（9.1 个月 vs. 3.1 个月）和总的 PFS（7.4 个月 vs. 3.3 个月）都显著优于对照组。

FOCUS 研究也是一项脉络膜黑色素瘤肝脏转移的Ⅲ期临床研究，但这项研究所采用的方法是经皮穿刺的肝脏输注美法仑。该研究一共入组了 144 例患者，其中 102 例接受了美法仑的治疗，42 例接受最佳替代治疗，包括免疫治疗、化疗或介入栓塞治疗。该组患者最多输注次数为 6 次，每 6～8 周重复一次。疗效方面，该组患者 ORR 和 DCR 分别为 36.3% 和 73.6%，显著优于对照组的 ORR 12.5% 和 DCR 37.5%，中位 PFS 和 OS 也显著延长（PFS 9.03 个月 vs. 3.12 个月，OS 19.25 个月 vs. 14.49 个月）。

5. 肝转移灶的溶瘤病毒治疗　通过基因工程改造的单纯疱疹病毒溶瘤病毒 T‐VEC，由于保留了其嗜神经性，局部进行皮肤或皮下转移灶、淋巴结等瘤体内注射，对黑色素瘤具有一定的抗肿瘤作用。大型的Ⅲ期临床研究 OPTiM 研究，已证实了 T‐VEC 治疗无法切除或转移性的晚期黑色素瘤，总体 ORR 可达 31.5%，且治疗具有远隔响应，注射病灶的退缩率达 47%，非注射皮肤病灶退缩率 22%，远处脏器转移退缩率 9%。

（三）局部治疗与系统性治疗的联合策略

未来黑色素瘤肝转移的治疗势必将以局部联合全身治疗为模式。目前认为多种局部治疗手段，包括放疗、局部消融、瘤内注射等,都具有促进肿瘤坏死,增加炎症细胞浸润,改善免疫微环境,从而增加免疫治疗疗效的作用。因此,局部治疗联合免疫治疗,是提高黑色素瘤肝转移疗效的重要手段。

中山大学肿瘤防治中心的张晓实教授团队,探索性尝试黑色素瘤肝脏转移灶冷冻消融联合肝动脉灌注 PD-1 单抗的疗效。该研究共纳入 15 例晚期肝转移患者,每例选择 2 处肝转移病灶进行冷冻消融,同时联合每三周一次的经肝动脉灌注派姆单抗(pembrolizumab)。最终 1 例患者病灶完全消失,3 例患者出现部分缓解,总体 ORR 达 26.7%。中位 PFS 时间和中位肝脏病灶PFS 时间分别为 4 个月和 5.73 个月。在联合治疗前后肝脏穿刺标本比较中发现,CD3+CD16+CD56+自然杀伤细胞显著上升($P=0.0124$),同时 CD4+CD25+调节性 T 细胞也呈现下降趋势($P=0.0546$)。

CHOPIN 研究是一项联合经皮穿刺肝脏输注,联合伊匹木单抗(ipilimumab)和纳武利尤单抗(nivolumab)免疫治疗,脉络膜黑色素瘤肝转移的 Ib 期临床研究。目前已完成两个剂量组的共 7名患者,PHP 仍然采用美法仑 3 mg/kg。安全性方面,3~4 级的毒性主要包括发热、血液学毒性等与灌注相关的毒性,免疫相关的毒性都是 1~2 级毒性。疗效方面总体的 ORR 达 71.4%,DCR85.7%。

北京大学附属肿瘤医院郭军教授团队开展的,溶瘤病毒OrienX 联合特瑞普单抗,用于 IV 期黑色素瘤肝转移的 Ib 期研究,目前也有了初步报告。共治疗了 20 例患者,其中 3 例达到PR,ORR 15%,DCR 为 50%。肝脏注射病灶的反应率为 35%,非注射病灶反应率为 27.8%,而肝外病灶反应率也有 26.7%,体现了溶瘤治疗的远隔效应,以及对免疫治疗的增敏作用。15 例患者在治疗后接受了肝脏病灶的再穿刺。其中 7/15 的患者见到了明显的 T 细胞浸润,中位 PFS 9.2 个月,较未出现浸润的患者有所延长(4.1 个月)。病灶出现病理完全缓解的患者中位 PFS 达到了13.8 个月。整个队列患者的 PFS 为 3.4 个月,OS 为 21.5 个月。

　　肝脏是黑色素瘤常见的转移器官,特别是黏膜亚型和眼的脉络膜黑色素瘤,晚期发生肝转移的风险达 40%～90%。肝转移的形成和发展,与宿主肝脏微环境密切相关。且由于肝脏器官本身特异的免疫微环境,使得肝转移的状态明显影响了患者的生存及接受靶向治疗、免疫治疗的疗效。

　　目前除全身系统性治疗以外,局部消融、栓塞、动脉药物灌注治疗,仍旧是黑色素瘤肝转移的局部治疗手段。未来的治疗进展有望联合局部治疗和全身系统性治疗,且采用以 PD-1 单抗为基础的免疫治疗联合局部治疗,或抗血管生成治疗,进一步提高肝脏转移病灶的治疗有效率和缓解时间,延长晚期患者的生存。

(徐　宇)

参考文献

[1] Sung H, Ferlay J, Siegel RL, et al. Global cancer statistics 2020: GLOBOCAN estimates of incidence and mortality worldwide for 36 cancers in 185 countries[J]. CA Cancer J Clin, 2021, 71(3): 209 - 249.

[2] Bai R, Huang H, Li M, et al. Temporal trends in the incidence and mortality of skin malignant melanoma in China from 1990 to 2019[J]. J Oncol, 2021, 2021: 9989824.

[3] 中国抗癌协会肉瘤专业委员会软组织肉瘤及恶性黑色素瘤学组. 皮肤和肢端恶性黑色素瘤的外科治疗规范中国专家共识 1.0[J]. 中华肿瘤杂志, 2020, 42(2): 81 - 93.

[4] Zhang J, Si L, Guo J. Comments on national guidelines for diagnosis and treatment of melanoma 2022 in China (English version)[J]. Chin J Cancer Res, 2022, 34(6): 635 - 636.

[5] Cancer Genome Atlas N. Genomic classification of cutaneous melanoma [J]. Cell, 2015, 161(7): 1681 - 1696.

[6] Swetter SM, Thompson JA, Albertini MR, et al. NCCN guidelines insights: melanoma: cutaneous, version 2. 2021[J]. J Natl Compr Canc Netw, 2021, 19(4): 364 - 376.

[7] Newell F, Kong Y, Wilmott JS, et al. Whole-genome landscape of mucosal melanoma reveals diverse drivers and therapeutic targets[J].

Nat Commun, 2019, 10(1): 3163.

[8] Hayward NK, Wilmott JS, Waddell N, et al. Whole-genome landscapes of major melanoma subtypes[J]. Nature, 2017, 545(7653): 175 - 180.

[9] Rao PK, Barker C, Coit DG, et al. NCCN guidelines insights: uveal melanoma, version 1. 2019[J]. J Natl Compr Canc Netw, 2020, 18 (2): 120 - 131.

[10] Agarwala SS, Eggermont AM, O'Day S, et al. Metastatic melanoma to the liver: a contemporary and comprehensive review of surgical, systemic, and regional therapeutic options[J]. Cancer, 2014, 120(6): 781 - 789.

[11] Wei X, Wu D, Li H, Zhang R, et al. The clinicopathological and survival profiles comparison across primary sites in acral melanoma[J]. Ann Surg Oncol, 2020, 27(9): 3478 - 3485.

[12] Lian B, Cui CL, Zhou L, et al. The natural history and patterns of metastases from mucosal melanoma: an analysis of 706 prospectively-followed patients[J]. Ann Oncol, 2017, 28(4): 868 - 873.

[13] Grossniklaus HE. Understanding uveal melanoma metastasis to the liver: the zimmerman effect and the zimmerman hypothesis [J]. Ophthalmology, 2019, 126(4): 483 - 487.

[14] Conway JW, Rawson RV, Lo S, et al. Unveiling the tumor immune microenvironment of organ-specific melanoma metastatic sites[J]. J Immunother Cancer, 2022, 10(9): e004884.

[15] Balasubramanya R, Selvarajan SK, Cox M, et al. Imaging of ocular melanoma metastasis[J]. Br J Radiol, 2016, 89(1065): 20160092.

[16] Cui C, Mao L, Chi Z, Si L, et al. A phase Ⅱ, randomized, double-blind, placebo-controlled multicenter trial of Endostar in patients with metastatic melanoma[J]. Mol Ther, 2013, 21(7): 1456 - 1463.

[17] Robert C, Grob JJ, Stroyakovskiy D, et al. Five-year outcomes with dabrafenib plus trametinib in metastatic melanoma[J]. N Engl J Med, 2019, 381(7): 626 - 636.

[18] Robert C, Ribas A, Schachter J, et al. Pembrolizumab versus ipilimumab in advanced melanoma (KEYNOTE - 006): post-hoc 5-year results from an open-label, multicentre, randomised, controlled, phase 3 study[J]. Lancet Oncol, 2019, 20(9): 1239 - 1251.

[19] Larkin J, Chiarion-Sileni V, Gonzalez R, et al. Five-year survival with combined nivolumab and ipilimumab in advanced melanoma[J]. N Engl J Med, 2019, 381(16): 1535 – 1546.

[20] Tawbi HA, Schadendorf D, Lipson EJ, et al. Relatlimab and nivolumab versus nivolumab in untreated advanced melanoma[J]. N Engl J Med, 2022, 386(1): 24 – 34.

[21] Li S, Wu X, Yan X, et al. Toripalimab plus axitinib in patients with metastatic mucosal melanoma: 3-year survival update and biomarker analysis[J]. J Immunother Cancer, 2022, 10(2): e004036.

[22] Arance A, de la Cruz-Merino L, Petrella TM, et al. Phase Ⅱ LEAP – 004 study of lenvatinib plus pembrolizumab for melanoma with confirmed progression on a programmed cell death protein – 1 or programmed death ligand 1 inhibitor given as monotherapy or in combination[J]. J Clin Oncol, 2023, 41(1): 75 – 85.

[23] Chesney JA, Ribas A, Long GV, et al. Randomized, double-blind, placebo-controlled, global phase Ⅲ trial of talimogene laherparepvec combined with pembrolizumab for advanced melanoma[J]. J Clin Oncol, 2023, 41(3): 528 – 540.

[24] Mao L, Ding Y, Bai X, et al. Overall survival of patients with unresectable or metastatic BRAF V600 – mutant acral/cutaneous melanoma administered dabrafenib plus trametinib: long-term follow-up of a multicenter, single-arm phase Ⅱa trial[J]. Front Oncol, 2021, 11: 720044.

[25] Si L, Zhang X, Shu Y, et al. Pembrolizumab in Chinese patients with advanced melanoma: 3-year follow-up of the KEYNOTE – 151 study [J]. Front Immunol, 2022, 13: 882471.

[26] Zhou L, Shao L, Gao S, et al. Impact of response patterns for patients with advanced acral melanoma treated with anti-programmed death – 1 monotherapy[J]. Br J Dermatol, 2023, 188(1): 112 – 121.

[27] Bhave P, Ahmed T, Lo SN, et al. Efficacy of anti – PD – 1 and ipilimumab alone or in combination in acral melanoma [J]. J Immunother Cancer, 2022, 10(7): e004668.

[28] Nakamura Y, Namikawa K, Kiniwa Y, et al. Efficacy comparison between anti – PD – 1 antibody monotherapy and anti – PD – 1 plus anti – CTLA – 4 combination therapy as first-line immunotherapy for advanced

acral melanoma: A retrospective, multicenter study of 254 Japanese patients[J]. Eur J Cancer, 2022, 176: 78 - 87.

[29] Wolchok JD, Chiarion-Sileni V, Gonzalez R, et al. Efficacy and safety of nivolumab alone or in combination with ipilimumab in patients with mucosal melanoma: a pooled analysis[J]. J Clin Oncol, 2017, 35(2): 226 - 235.

[30] Hamid O, Robert C, Ribas A, et al. Antitumour activity of pembrolizumab in advanced mucosal melanoma: a post-hoc analysis of KEYNOTE - 001, 002, 006[J]. Br J Cancer, 2018, 119(6): 670 - 674.

[31] Bai X, Shoushtari AN, Betof Warner A, et al. Benefit and toxicity of programmed death - 1 blockade vary by ethnicity in patients with advanced melanoma: an international multicentre observational study [J]. Br J Dermatol, 2022, 187(3): 401 - 410.

[32] Hauschild A, Larkin J, Ribas A, et al. Modeled prognostic subgroups for survival and treatment outcomes in BRAF V600 - mutated metastatic melanoma: pooled analysis of 4 randomized clinical trials[J]. JAMA Oncol, 2018, 4(10): 1382 - 1388.

[33] Pires da Silva I, Lo S, Quek C, et al. Site-specific response patterns, pseudoprogression, and acquired resistance in patients with melanoma treated with ipilimumab combined with anti - PD - 1 therapy[J]. Cancer, 2020, 126(1): 86 - 97.

[34] Wang X, Ji Q, Yan X, et al. The impact of liver metastasis on anti - PD - 1 monoclonal antibody monotherapy in advanced melanoma: analysis of five clinical studies[J]. Front Oncol, 2020, 10: 546604.

[35] Tumeh PC, Hellmann MD, Hamid O, et al. Liver metastasis and treatment outcome with anti - PD - 1 monoclonal antibody in patients with melanoma and NSCLC[J]. Cancer Immunol Res, 2017, 5(5): 417 - 424.

[36] Shi W. Radiation Therapy for Melanoma[M]. In: Ward WH, Farma JM. Cutaneous Melanoma: Etiology and Therapy. Brisbane (AU): Codon Publications, 2017.

[37] Minami Y, Nishida N, Kudo M. Radiofrequency ablation of liver metastasis: potential impact on immune checkpoint inhibitor therapy [J]. Eur Radiol, 2019, 29(9): 5045 - 5051.

［38］ Veltri A, Calandri M. Thermal ablation and systemic therapies in the metastatic liver: time for a "glocal" approach[J]. Eur Radiol, 2019, 29 (9): 5042 - 5044.

［39］ Shi L, Chen L, Wu C, et al. PD - 1 blockade boosts radiofrequency ablation-elicited adaptive immune responses against tumor[J]. Clin Cancer Res, 2016, 22(5): 1173 - 1184.

［40］ Leyvraz S, Piperno-Neumann S, Suciu S, et al. Hepatic intra-arterial versus intravenous fotemustine in patients with liver metastases from uveal melanoma (EORTC 18021): a multicentric randomized trial[J]. Ann Oncol, 2014, 25(3): 742 - 746.

［41］ Farolfi A, Ridolfi L, Guidoboni M, et al. Liver metastases from melanoma: hepatic intra-arterial chemotherapy, A retrospective study [J]. J Chemother, 2011, 23(5): 300 - 305.

［42］ Roger Olofsson Bagge, Axel Nelson, Amir Shafazand, et al. Isolated hepatic perfusion as a treatment for uveal melanoma liver metastases, first results from a phase Ⅲ randomized controlled multicenter trial (the SCANDIUM trial)[J]. Journal of Clinical Oncology, 2022, 40(17_suppl): LBA9509.

［43］ Jonathan S Zager, Marlana M Orloff, Pier Francesco Ferrucci, et al. Focus phase 3 trial results: Percutaneous hepatic perfusion (PHP) with melphalan for patients with ocular melanoma liver metastases (PHP - OCM - 301/301A)[J]. Journal of Clinical Oncology, 2022, 40(16_suppl): 9510.

［44］ Andtbacka RHI, Collichio F, Harrington KJ, et al. Final analyses of OPTiM: a randomized phase Ⅲ trial of talimogene laherparepvec versus granulocyte-macrophage colony-stimulating factor in unresectable stage Ⅲ-Ⅳ melanoma[J]. J Immunother Cancer, 2019, 7(1): 145.

［45］ Andtbacka RH, Ross M, Puzanov I, et al. Patterns of clinical response with talimogene laherparepvec (T - VEC) in patients with melanoma treated in the OPTiM Phase Ⅲ Clinical Trial[J]. Ann Surg Oncol, 2016, 23(13): 4169 - 4177.

［46］ Shen L, Qi H, Chen S, et al. Cryoablation combined with transarterial infusion of pembrolizumab (CATAP) for liver metastases of melanoma: an ambispective, proof-of-concept cohort study[J]. Cancer Immunol Immunother, 2020, 69(9): 1713 - 1724.

[47] Tong TML, Burgmans MC, Speetjens FM, et al. Combining melphalan percutaneous hepatic perfusion with ipilimumab plus nivolumab in advanced uveal melanoma: first safety and efficacy data from the phase Ⅰb part of the chopin trial[J]. Cardiovasc Intervent Radiol, 2023, 10: 1007.

[48] Chuanliang Cui, Bin Lian, Xuan Wang, et al. Analysis of overall survival (OS) and relapse-free-survival (RFS) in the phase Ⅰb clinical trial of anti-PD－1 ab (toripalimab) plus intralesional injection of OrienX010 in stage Ⅳ melanoma with liver metastases[J]. Journal of Clinical Oncology, 2022, 40(16_suppl): 9551.

一、概述

前列腺癌(prostate cancer)是老年男性泌尿生殖系统常见的恶性肿瘤之一,近年来,随着中国人口老龄化趋势加剧等原因,前列腺癌的发病率和病死率呈明显上升趋势,患者疾病负担日益加重。前列腺癌患者的生存时间与其临床诊断时恶性肿瘤临床分期密切相关。前列腺癌初诊病例以临床中晚期居多,临床局限性病例仅为30%,导致我国前列腺癌患者的总体预后较差。临床局限性前列腺癌患者在接受标准化治疗后五年生存率接近100%,而转移性前列腺癌患者五年生存率仅为30%。临床数据表明,对转移性前列腺癌的诊疗决策及全程管理进行优化是患者获益的关键。

肝脏是前列腺癌第二常见转移部位,预后最差,是临床上治疗的难点之一,本章将基于国内外前列腺癌肝转移治疗相关研究进展、专家共识、指南规范及我国国情,重点针对前列腺癌肝转移的诊断、治疗等方面进行归纳整合,提出前列腺癌肝转移的诊疗建议。

二、流行病学

GLOBOCAN 2020 年统计报告显示,全球前列腺癌预估新发病例数达 141.4 万,预估新增死亡病例达 37.5 万,分别占男性恶性肿瘤发病率和病死率的第二位和第五位,预估 2030 年新发病例数及死亡病例数将分别达到 191.0 万和 52.9 万。中国前列腺癌发病率(102/10 万人年)与北美地区(73/10 万人年)有较大差距,近年来发病率及病死率仍呈现持续性增长趋势。这种差异的形成可能与前列腺癌特异性抗原筛查的开展程度、种族遗传差异、人类发展指数及饮食结构等相关。

2014 年中国多中心报告显示,中国前列腺癌初诊伴有远处转移患者约占 30.5%,远高于北美地区;另一方面,2010—2014 年中国前列腺癌患者年龄标化五年总生存率为 69.2%,美国年龄标化五年总生存率为 97.4%。中国目前尚缺乏全国性筛查的开展及登记数据,从多项真实世界研究可知,中国前列腺癌患者仍存在初诊分期偏晚、新诊伴有远处转移患者比例高、特异性抗原高等特点。前列腺癌一旦出现转移,五年总体生存率将降至 30%,其转移至肝脏并不少见,与肺并列,是仅次于骨骼的第二常见部位。临床明显肝转移的发生率高达 25%,尸检时发现临床无症状的患者数量更多,重要的是,在包括肺、骨和淋巴结在内的所有播散部位中,有肝转移的男性的中位生存期最差,仅有 13.5 个月。

三、临床表现

前列腺癌具有转移休眠特征,大多数转移性疾病发生在数月至数年甚至数十年后的临床完全缓解后,因此其发病隐匿,临床早期无明显症状,随着肿瘤进展,可概括为压迫症状和转移症状两大类。

1. 压迫症状　逐渐增大的前列腺腺体压迫尿道可引起进行性排尿困难,表现为尿线细、射程短、尿流缓慢、尿流中断、尿后滴沥、排尿费力。此外,还有尿频、尿急、夜尿增多甚至尿失禁、肿瘤压迫直肠可引起大便困难或肠梗阻,也可压迫输精管引起射精缺乏、压迫神经引起会阴部疼痛并可向坐骨神经放射。

2. 转移症状　前列腺癌可侵及膀胱、精囊、血管神经束,引起血尿、血精、阳痿。盆腔淋巴结转移可引起双下肢水肿。前列腺癌常易发生骨转移,引起骨痛或病理性骨折、截瘫。前列腺癌也可侵及骨髓引起贫血或血象减少。前列腺癌转移肝脏时,患者肝功能储备一般较好,早期可以不表现任何临床不适症状,随病情进展,可继而出现发热、纳差、腹胀、黄疸、肝大等症状和体征,常提示预后差、生存期短。肿瘤侵及肺部可引起呼吸困难、咯血、胸痛等症状。

四、诊断方法

前列腺癌肝转移发病隐匿,早期多无症状,目前针对前列腺癌肝转移的检查主要包括 B 超、腹部 CT/MRI 及 PET‐CT 等。对于有前列腺癌病史的患者,需定期随访骨骼、肝脏、肺等多发转移部位。

1. 体格检查　直肠指检对前列腺癌诊断和分期有重要价值。注意初级前列腺大小、外形、硬度、有无结节、腺体活动及精囊情况。触及硬结者可能为癌,但应与前列腺结石和前列腺结核等相鉴别。肝脏检查包括肝区有无肿大、有无压痛、肝脏边缘是否光滑、有无触及结节,注意结节的质地、边界、活动度等;同时,要注意患者有无出现贫血、黄疸和腹水等。

2. 血液学检查　前列腺特异性抗原(PSA)正常范围<4 μg/L,前列腺癌常伴有血清 PSA 升高,极度升高者多数有转移病灶。研究发现前列腺癌肝转移患者的血清 PSA 和碱性磷酸酶(APL)最高,而血红蛋白(HGB)最低。

3. 影像学检查

(1) B 超:当患者新诊或既往有前列腺癌病史时,建议要定期做肝脏 B 超随访肝脏情况。前列腺癌肝转移超声多表现为低回声或肿块,"牛眼样"结构,呈多发性,不同大小的转移灶声像各有特点,转移灶内部回声多分布不均匀,转移灶内及周边血流信号不丰富。超声检查虽然价格便宜、简便易行且无创,但其敏感性不如其他检查方法，对直径在 1 cm 以下的小病灶不容易发现。

（2）腹部 CT：对前列腺癌肝转移定性诊断的特异性及阳性预测值较高，有助于临床判断。在 CT 平扫下转移灶一般呈圆形或类圆形低密度影，散在分布，单个转移少见。少数病灶内可见钙化，较大的转移灶内可见低密度的坏死区。推入造影剂后，肝转移病灶实性部分强化主要呈慢升慢降型，即动脉期和门静脉期病灶实性部分强化，而到了延迟期病灶强化减低。

（3）MRI：诊断和评价转移性肝癌最准确的影像方法，敏感度为 91.0%～97.0%，即使对于<1 cm 的病变，仍具有很高的检出率。首先，MRI 的高软组织分辨率，能够敏感地发现与肝脏信号存在差异的结节或肿块；其次，多序列成像，如脂肪抑制剂序列将有效抑制脂肪信号（主要脂肪肝）的影响，从而提高转移癌的检出；最后，功能成像扩散加权序列（DWI）可提高诊断转移癌的敏感性等。

（4）PET－CT：通过对 ^{18}F－FDG 摄取而成像，而 ^{18}F－FDG 依赖于病灶是否有高代谢情况，任何高代谢的病灶都会浓聚 ^{18}F－FDG，该检查对前列腺癌复发及转移灶的诊断较高的灵敏度、准确性和阴性预测价值，对肝转移的诊断明显优于 CT。

（5）前列腺特异性膜抗原（PSMA）靶向 PET－CT：其本质也是一种 PET－CT，只是示踪剂使用了 G^{68}－PSMA，其中 G^{68} 是一种放射性核素，具有成像功能，PSMA 是前列腺癌特异性膜抗原具有引导功能，引导 G^{68} 更精准地向前列腺癌细胞浓聚，可以清晰地显示前列腺癌细胞的位置、数量和分布情况，同时也可以准确评估前列腺癌的临床分期，以了解病变范围和是否存在远处转移，这有助于制订个体化治疗方案，为手术、放疗和靶向治疗提供了重要依据。

五、鉴别诊断

前列腺癌肝转移在诊断过程中，应与下列疾病相鉴别。

1. 原发性肝癌 该疾病多发于 40～50 岁,国内以 HBV 阳性肝癌多见,早期患者一般无症状,晚期可出现肝区,消瘦,体重减少等症状,结合增强 CT 可表现为"快进快出"典型征象,同时 AFP 阳性可做出诊断。

2. 其他转移性肝癌 其他转移性肝癌主要来自呼吸系统、消化道、黑色素瘤以及乳腺癌和肾癌等。不同部位转移来源的癌症,患者的治疗方案及治疗反应、生存预后差别很大,因此明确转移部位来源对提高患者生存至关重要。鉴别不同部位来源的转移癌,需要结合临床症状和肝转移灶的组织病理学诊断及影像学检查共同诊断,临床常见以 CT、MRI 或 PET - CT 来发现原发肿瘤。

3. 肝良性肿瘤 患者全身情况良好,病情发展慢,病程长,患者大多数无明显症状,部分患者在肿瘤增大情况下出现压迫症状,临床表现与转移性肝癌大致相同。常见有肝血管瘤、肝腺瘤等,可借助 B 超、CT、MRI 等影像学方法鉴别。

六、病理及分期

前列腺癌最为多见,占 98%,常从腺体外周带发生,很少单纯发生于中心区域。

1. 前列腺癌分级 Gleason 分级系统目前已成为前列腺癌最常用的组织病理学分级系统,其根据在低放大倍数下前列腺癌腺泡的生长方式而定,按照细胞的分化程度由高到低分为 1～5 级。详见表 15 - 1。

表 15 - 1 Gleason 分级

1 级	很少见。一致性规则的大腺体,背靠背密集,形成小结节
2 级	较不规则的大腺体,背靠背密集,形成小结节,结节内腺体不融合
3 级	浸润性生长的小结节或腺泡,或小型筛状结构腺体

（续表）

4 级	融合腺体,大型筛状腺体,或呈肾透明细胞癌样
5 级	实性癌巢(无腺样结构),单个癌细胞浸润,或呈粉刺样腺癌(癌细胞坏死)

2. 前列腺癌的分期　　根据 2019 年第八版 AJCC 的 TNM 分期系统对前列腺癌进行临床分期。详见表 15－2。

表 15－2　前列腺癌临床分期

T1		不能扪及和影像学难以发现的临床隐匿性肿瘤
	T1a	偶发肿瘤,体积＜所切除组织的 5％
	T1b	偶发肿瘤,体积＞所切除组织的 5％
	T1c	由于 PSA 升高穿刺活检发现的肿瘤
T2		肿瘤局限于前列腺内
T3		肿瘤突破前列腺
	T3a	肿瘤侵犯包膜外
	T3b	肿瘤侵犯精囊
T4		肿瘤固定或侵犯除精囊腺外的其他邻近组织结构,如膀胱颈、尿道括约肌、直肠、盆壁
N0		无区域淋巴结转移
N1		区域淋巴结转移
M0		有远处转移
M1		
	M1a	有区域淋巴结以外的淋巴结转移

(续表)

M1b	骨转移
M1c	其他器官组织转移

七、治疗推荐

1. 系统治疗　全身综合治疗是目前转移性前列腺癌的推荐治疗方案。推荐肿瘤高负荷且身体状况适合化疗的患者在雄激素剥夺疗法(androgen deprivation therapy，ADT)治疗基础上联合使用化疗，低肿瘤负荷患者可使用多西他赛化疗，但其生存获益尚待进一步研究证实。目前对转移性前列腺癌高肿瘤负荷的定义是：内脏转移或≥4个骨转移灶，其中至少有一处骨盆或脊柱外的骨转移灶。

(1) 雄激素剥夺疗法(ADT)联合用药：前列腺癌是一种雄激素受体依赖的肿瘤性疾病，阻断雄激素受体成为治疗该疾病的重要手段。对于转移性前列腺癌的初诊患者来说，从1941年直至2015年的标准治疗都是持续性雄激素剥夺疗法。而2015年的两项试验[① 雄激素剥夺疗法单用或与化疗联用治疗转移性前列腺癌患者：*androgen ablation therapy with or without chemotherapy in treating patients with metastatic prostate cancer* (CHAARTED)，ClinicalTrials.gov注册号为NCT00309985；② 晚期或转移性前列腺癌的全身治疗：药物疗效评估，*systemic therapy in advancing or metastatic prostate cancer: evaluation of drug efficacy* (STAMPEDE)，NCT00268476]发现，雄激素剥夺疗法与6个疗程的多西他赛联用，延长了生存期。

多西他赛是一种紫杉烷，可与微管蛋白结合并使微管稳定，因而抑制有丝分裂，并通过破坏受体的细胞核转运来抑制雄激素受体信号传导。一项包含到目前为止比较多西他赛和标准治疗的随机试验获得的所有数据Meta分析，结果发现多西他赛具有总生存期效益(HR,0.77;95%CI：0.68~0.87;$P<0.001$)。因此,ADT联合多西他赛成为转移性前列腺癌的一线方案,目前指南推荐未经化疗且身体良好的转移性去势抵抗的前列腺癌(mCRPC)或既往接受多西他赛化疗有效可考虑以多西他赛为基础的化疗方案。

另外,基于 CHAARTED 和 STAMPEDE 试验数据,ADT 联用阿比特龙和泼尼松代表了转移性前列腺癌新的标准治疗。阿比特龙抑制雄激素类固醇的合成,其机制是靶向作用于细胞色素 P450 17A1(CYP17A1),阻断 17α-羟化酶/17,20-碳链裂解酶。研究发现联用阿比特龙组的生存率明显提高(HR,0.62;95% CI：0.51~0.76;$P<0.001$),联合治疗组的 3 年生存率为 66%,而仅使用雄激素剥夺疗法的 3 年生存率为 49%。

(2) ADT 联合放疗：2016 年发表在 *Journal of Clinical Oncology* 杂志阐述了来自美国科罗拉多大学医学院的一项研究包括了 6 382 名转移性前列腺癌(mPCa)患者,其中只有 8.4% 接受了放疗,通过中位时间 5.1 年的随访后,结果发现 ADT 联合放疗较单纯使用 ADT 具有更好的生存期($P<0.001$)。

2. 外科治疗

(1) 前列腺癌孤立性肝转移的外科治疗：发生肝转移的前列腺癌属于晚期,外科治疗有限。然而,虽然缺乏高级别临床证据的支持,针对孤立性肝转移可切除的前列腺癌患者实施外科策略,在国外多个病例报告显示出明显的生存获益。在临床实践中,针对转移性肝转移的患者需要结合多学科讨论模式严格评估患者的治疗获益,尤其是外科获益,还需要等待前瞻性随机对照试验结果来验证。另外,针对单纯肝转移并评估肿瘤可切除的前列腺癌,通过外科治疗联合辅助治疗也可能是改善患者生存的重要策略之一。

(2) 原发灶减瘤性治疗：近来研究表明了通过原发灶减瘤性治疗后,降低肿瘤负荷,能明显延长 mPCa 患者的生存期。

2016 年美国泌尿外科年会上一项来自日本的回顾性研究报告了原发灶放疗对 mPCa 的价值(PD28-08：*Radiotherapy for prostate in men with metastatic prostate cancer: a propensity-*

score matching analysis）。该研究回顾性分析了 2004—2014 年的 249 例 mPCa 患者,其中 146 例仅接受了内分泌治疗,另外匹配的 103 例患者接受了内分泌治疗和原发灶放疗。结果发现,联合原发灶放疗组的患者 3 年生存率(OS)为 91.3%,显著高于仅接受内分泌治疗的 mPCa 患者(其 3 年 OS 为 50.3%),该研究表明转移性前列腺癌的原发灶放疗能明显改善患者的预后。

另一项自来美国的报告(MP50 - 12:*The impact of local treatment on overall mortality in patients diagnosed with primary metastatic prostate cancer*)中,该研究着眼于 2004—2011 年的 NCDB 数据库中的 16 274 例 mPCa 患者。其中,719 例患者(占 4.4%)接受了原发灶减瘤性治疗(根治性前列腺切除术＋前列腺放疗),其余的病例未接受原发灶治疗,中位随访时间 23.9 个月,3 年 OS 为 42.9%。其中,接受了原发灶减瘤性治疗的 mPCa 患者的 3 年 OS 则高达 70.0%,其显著高于未接受原发灶治疗患者的 41.7%。

目前,原发灶减瘤性治疗对 mPCa 患者的获益证据来自回顾性研究,还没有前瞻性大样本的证据支持。尽管已有研究组启动多项前瞻性的研究探索 mPCa 患者原发灶减瘤性治疗的获益,但就目前而言,临床针对 mPCa 的原发灶减瘤性治疗仍是尝试,需要谨慎对待。

八、预后

转移性前列腺癌的预后较差。据报道,发生远处转移的患者,五年相对生存率从未转移患者的 80% 降至 30%,无进展生存时间是未转移患者的一半。另外,转移性前列腺癌的生存期与转移部位相关。2016 年美国杜克大学一项 Meta 分析报告了转移性前列腺癌内脏转移(中位生存时间 1 个月)预后较骨转移(中位生存时间 20 个月)、淋巴结转移(中位生存时间 27 个月)预后差,其中以肝转移(中位生存时间 13 个月)预后最差,肺转移(中位生存时间

17 个月）次之。

（吴医斌）

参考文献

［1］ Litwin MS, Tan HJ. The diagnosis and treatment of prostate cancer: a review[J]. JAMA, 2017, 317(24): 2532 - 2542.

［2］ Ma B, Wells A, Wei L, et al. Prostate cancer liver metastasis: Dormancy and resistance to therapy[J]. semin cancer biol, 2020, 71: 2 - 9.

［3］ Siegel RL, Miller KD, Jemal A. Cancer statistics, 2020[J]. CA: a cancer journal for clinicians, 2020, 70(1): 7 - 30.

［4］ Chen W, Zheng R, Baade PD, et al. Cancer statistics in China, 2015 [J]. CA: A Cancer Journal for Clinicians, 2016, 66(2): 115 - 132.

［5］ Committee CAAG. Chinese experts consensus on the treatment of metastatic prostate cancer 2018 [J]. Chinese journal of surgery, 2018, 56(9): 11.

［6］ Gandaglia G, Abdollah F, Schiffmann J, et al. Distribution of metastatic sites in patients with prostate cancer: A population-based analysis[J]. The Prostate, 2014, 74(2): 210 - 216.

［7］ Taneja SS. Meta-analysis evaluating the impact of site of metastasis on overall survival in men with castration-resistant prostate cancer[J]. The Journal of Urology, 2016, 196(3): 742.

［8］ Pond GR, Sonpavde G, de Wit R, et al. The prognostic importance of metastatic site in men with metastatic castration-resistant prostate cancer[J]. Eur Urol, 2014, 65(1): 3 - 6.

［9］ Iczkowski KA, Lucia MS. Current perspectives on Gleason grading of prostate cancer[J]. Curr Urol Rep, 2011, 12(3): 216 - 222.

［10］ Sweeney CJ, Chen YH, Carducci M, et al. Chemohormonal Therapy in Metastatic Hormone-Sensitive Prostate Cancer[J]. N Engl J Med, 2015, 373(8): 737 - 746.

［11］ James ND, Sydes MR, Clarke NW, et al. Addition of docetaxel, zoledronic acid, or both to first-line long-term hormone therapy in prostate cancer（STAMPEDE）: survival results from an adaptive, multiarm, multistage, platform randomised controlled trial [J].

Lancet, 2016, 387(10024): 1163 - 1177.

[12] Fitzpatrick JM, de Wit R. Taxane mechanisms of action: potential implications for treatment sequencing in metastatic castration-resistant prostate cancer[J]. Eur Urol, 2014, 65(6): 1198 - 1204.

[13] Vale CL, Burdett S, Rydzewska LHM, et al. Addition of docetaxel or bisphosphonates to standard of care in men with localised or metastatic, hormone-sensitive prostate cancer: a systematic review and meta-analyses of aggregate data[J]. The Lancet Oncology, 2016, 17(2): 243 - 256.

[14] Potter GA, Barrie SE, Jarman M, et al. Novel steroidal inhibitors of human cytochrome P45017 alpha (17 alpha-hydroxylase - C17, 20 - lyase): potential agents for the treatment of prostatic cancer[J]. J Med Chem, 1995, 38(13): 2463 - 2471.

[15] Taneja SS. Abiraterone plus prednisone in metastatic, castration-sensitive prostate cancer[J]. The Journal of Urology, 2018, 199(1): 26 - 28.

[16] Faiena I, Salmasi A, Pantuck AJ, et al. Abiraterone for prostate cancer not previously treated with hormone therapy[J]. Eur Urol, 2018, 73 (6): 981.

[17] Rusthoven C G, Jones B L, Flaig T W, et al. Improved survival with prostate radiation in addition to androgen deprivation therapy for men with newly diagnosed metastatic prostate cancer[J]. J Clin Oncol, 2016, 34(24): 2835 - 2842.

[18] Tabata K, Satoh T, Tsumura H, et al. PD28 - 08 radiotherapy for prostate in men with metastatic prostate cancer: a propensity-scope matching analysis[J]. Journal of Urology, 2016, 195(4): e657.

[19] Freedland SJ, Howard LE, Hanyok BT, et al. Validation of a bone scan positivity risk table in non-metastatic castration-resistant prostate cancer[J]. Bju Int, 2016, 118(4): 570 - 577.

[20] Taneja SS. Meta-analysis evaluating the impact of site of metastasis on overall survival in men with castration-resistant prostate cancer[J]. The Journal of Urology, 2016, 196(3): 742.

第十六章 肾癌肝转移

一、概述

肾癌占成人恶性肿瘤的 2%～3%,在泌尿系所有肿瘤中是最致命的。近年来其发病率逐年升高,西方国家的数据显示,在 1993 年至 2013 年间,肾癌发病率平均以每年 2% 的速度递增。我国年新发病例约 66 800 例,死亡 23 400 例,占全球 1/5。肾癌是老年人的主要疾病之一,典型病例多见于 60～70 岁,但近年有发病年龄年轻化的趋势。由于肾癌早期临床症状隐匿,约 30% 的患者在就诊时已出现远处转移,且多存在多个远处部位的转移。最常见的转移部位依次为肺(70%)、骨(40%)、肝(20%)、脑以及局部转移。即便早期肾癌经过根治性手术治疗,术后仍有超过 20% 的病例会出现远处转移。

二、分型分级

2016 年 WHO 肾肿瘤的分类和命名主要依据:① 肿瘤细胞的胞质和组织结构特点,例如肾透明细胞癌、嫌色细胞癌、乳头状细胞癌等;② 肿瘤的解剖部位,例如集合管癌和肾髓质癌;③ 具有肾脏疾病相关的背景;④ 细胞分子学的特点;⑤ 家族遗传倾向性。

核分级是肾细胞癌,特别是肾透明细胞癌重要的预后因素。其中,依据胞核的形态、直径以及核仁的突出情况进行分级的

Fuhrman 分级是目前使用范围最广的肾细胞癌分级系统。该系统是在 1982 年由 Fuhrman 等确立的,此后在国际上被广泛接受并使用。然而,近年来的研究发现,Fuhrman 分级重复性差,在评价结果有争议的情况下不能提供客观的标准。同时,核的形态、多形性和核仁的突出程度这三个特征难以分出权重。另外,研究显示 Fuhrman 分级与总体生存率和无病生存率相关性也不一致,对于肾嫌色细胞癌也不适用。

不同于 Fuhrman 分级的是,WHO/ISUP 分级更注重于核仁的突出情况(表 16-1)。其 1~3 级是以核仁形态为参考标准的,而 4 级则依据细胞核的明显异型性、瘤巨细胞、杆状核或肉瘤样分化细胞等,WHO 推荐使用新的 WHO/ISUP 分级系统。

表 16-1　WHO/ISUP 分级与 Fuhrman 分级的比较

级别	WHO/ISUP 分级	Furhman 分级
1级	400 倍显微镜下核仁缺失或不明显并呈嗜碱性	细胞核均匀一致的源性,直径< 10 μm,核仁不明显
2级	400 倍显微镜下可见清晰的嗜酸性核仁,但在 100 倍下核仁不明显或不清晰	细胞核增大,略显不规则,直径达 15 μm,400 倍下核仁可见
3级	100 倍下可见清晰的嗜酸性核仁	细胞核很不规则,直径达 20 μm,400 倍下大核仁明显
4级	细胞核明显异型性,例如出现瘤巨细胞、杆状核或肉瘤样分化细胞	细胞核呈怪异状,直径达 20 μm 或更大,可见大核仁,易见梭形癌细胞,核染色质呈凝块状

三、临床表现与诊断方法

超过一半的肾癌是体检或对非特异性症状进行检查时偶然发现的。与肾癌相关的临床症状可以由局部肿瘤生长、远处转移或副瘤综合征引起。典型的三联征包括腰痛、肉眼血尿及腹部包块，但一旦这些症状出现说明疾病已是晚期。其他的一些晚期肾癌的非特异临床表现包括体重减轻、发热、盗汗。当肿瘤进展至发生肝脏转移时可出现上腹部胀痛、腰背部疼痛。由于晚期肾癌往往发生多处远处转移，因此还会表现出其他转移部位的症状，如骨痛或持续性咳嗽。

接近 20% 的肾癌患者有副瘤综合征，包括高血压、红细胞增多症、高钙血症、非转移性肝功能异常。其中非转移性肝功能异常主要表现为血清碱性磷酸酶升高，凝血酶原时间延长，血清转氨酶谱升高。这些患者中可能存在孤立区域的肝坏死，需要与肝转移相鉴别。

对于绝大多数患者通过高质量的腹部 CT 及常规胸片检测就可以对肾癌做出影像学临床分期。MRI 检测主要用于局部进展期肿瘤、肾功能不全以及对血管造影剂过敏的患者。

对于局部进展期肿瘤，腹膜后淋巴结增大或者有明显相似病灶的患者可能要求更加系统的影像学检查来排除肿瘤转移，并为下一步治疗方案提供帮助。

正电子发射断层扫描（PET）常用于具有高危险性或转移性肾癌患者的诊断及病情评估，多数研究显示其有理想的特异性，但是敏感性欠佳。目前，对于常规影像检查无法确诊的患者来说，PET 是最好的选择。在这种情况下，PET 可以提示肿瘤转移性疾病，并在很大程度上指导进一步的检查和治疗。

经皮穿刺活检或抽吸对肾脏肿块的诊断评估在传统上一直被认为具有局限性，因为 CT 或 MRI 等已使得肾癌的影像学诊断更加准确。接近 90% 在影像学检查中被考虑为肾癌的肾实质肿瘤在最终病理检查中得以证实。在大多数病例中，细针抽吸活检并不能显著提高确诊率且绝大多数病例也不太可能影响治疗方案。但在伴有播散性转移病灶或原发肿瘤无法切除的肾癌，伴有严重合并疾病或其他手术禁忌证而需要得到病理诊断的患者，细针穿刺活检可明确诊断，指导治疗并避免不必要的外科手术。

四、治疗推荐

(一) 手术切除

外科手术是局限性肾癌患者的首选治疗方法,经过根治性肾切除术或肾脏肿瘤切除术即可获得满意的疗效。对于转移性肾癌患者而言,减瘤手术仅可作为姑息性切除手段,且需要配合相应的系统治疗方案。转移性肾癌患者行减瘤性肾切除术联合 α 干扰素(IFN-α)治疗的总生存期较单纯接受 IFN-α 治疗平均延长近半年。所以,对于机体状态良好的患者,先行减瘤性肾切除术缓解症状并提高免疫力,后续再予以细胞因子治疗曾是细胞因子治疗时期的标准治疗模式。

减瘤性肾切除术联合靶向治疗对于转移性肾癌的治疗价值尚存在争议。最新版的欧洲泌尿外科学会肾癌指南并不推荐对 MSKCC 分级为低风险的患者行减瘤性肾切除术,且对 MSKCC 中危者,不推荐在无症状且需要使用抗血管生成靶向药进行全身治疗的患者中进行减瘤性肾切除术。对于此类患者,根据患者个体情况制定个性化的治疗方案十分重要。

随着影像诊断技术的进步,无症状的微小肾癌转移灶能够被更及时地检出,这在一定程度上推动了对转移灶手术切除的开展。针对转移性肾癌的大数据分析结果显示,28%的病例接受了转移灶的切除,而且这一比例在过去的近 20 年间呈递增趋势。在部分肾癌治疗中心,这一比例可高达 48%。一项 Meta 分析显示,联合转移灶切除能明显延长患者的总生存时间(36～142 个月 vs. 8～27 个月)。即便对于有多处转移的晚期肾癌,如果能全部切除转移病灶,其肿瘤特异性生存时间可达 4.8 年,远远优于未行全部转移灶切除者(1.3 年)。在肾癌切除术后发生远处转移的病例中,多因素回顾分析显示,完整切除转移病灶能明显降低患者的肿瘤相关死亡风险。综合来讲,跟未行转移灶切除或者仅行部分转移灶切除相比,完整切除所有转移病灶能够改善转移性肾癌的预后,这一结论仍有待多中心研究或随机对照临床试验的验证。

值得注意的是,相对于其他远处部位的转移,肾癌肝转移的预后更差,因此转移灶切除术需要选择合适的人群才能实现其手术获益。有证据表明,原发病灶分化程度、转移灶数目、有无淋巴结转移、病灶肝转移的时相及患者的体能,影响肝转移灶切除术后的生存时间。一项针对肝转移病灶切除治疗肾癌肝转移的回顾性研究结果显示,肾癌肝转移行转移灶切除后的五年生存率达 62%,远高于未行肝转移灶切除组。进一步分析显示,肝转移灶切除仅在异时性肝转移亚组中能够延长术后生存时间,并不能改善同时性肝转移的预后。另一项针对肾癌肝转移的多中心回顾性研究显示,肝转移灶切除术组的术后 3 年生存率为 62%,无复发生存时间为 15.5 个月。研究者们还发现手术方式并不影响患者的预后,与解剖性肝切除相比,保留肝实质的非解剖性肝切除同样能达到相同的术后总体生存时间,而且术后的复发率也未有统计学差异。

基于现有的研究结果,肝脏寡转移病灶、没有肝外转移病灶、异时性肝转移、肿瘤分化程度高的患者在接受转移灶切除时能获得更好的预后。当然,所有的研究均为回顾性,部分样本量较小甚至存在较严重的病例选择偏倚,因此证据等级较低。目前专家共识认为,在实施转移灶切除术前,需针对转移性肾癌患者进行多学科讨论,制定个体化治疗方案,这一推荐在业内越来越普遍地被接受。

(二) 细胞因子疗法

以细胞因子为基础的非特异性免疫治疗曾经是转移性肾癌全身治疗的主要手段。虽然多种细胞因子被证明能抵抗肾癌细胞生长,但仅白细胞介素 - 2(interleukin - 2,IL - 2)和 IFN - α 两种细胞因子在临床中疗效最稳定,应用最广泛。

IL - 2 治疗是转移性肾癌的标准疗法,但单用 IL - 2 疗效有限,仅在 7%~8% 的患者中获得持久反应。高剂量 IL - 2 较常规剂量有更高的总缓解率,但高剂量 IL-2 所引起的治疗相关毒性限制了其在临床中的使用。虽然治疗剂量越高,毒性反应越重,但在部分转移性肾癌患者中,即使后期没有接受其他相关的治疗,IL-2 疗效也会持续很多年,并且大多数达到完全缓解的患者长期无复发。有数据显示 10%～20% 的转移性肾癌患者在接受治疗后 5～10 年仍然存活。为了改善 IL-2 治疗有效率并使不良反应最小化,有研究者尝试将 IL-2 与多种其他药物联合用于治疗转移性肾癌患者,但结果不尽如人意。

IFN-α 是第一个用于临床的基因组细胞因子,可诱导 T 细胞和树突状细胞抗肿瘤。IFN-α 抗肿瘤的作用有限,单用重组 IFN-α 治疗的转移性肾癌患者,客观缓解率仅为 6%,剂量相关的毒性同样是使用 IFN-α 治疗的限制因素,但有小部分患者使用 IFN-α 后可获得长期生存。

(三) 靶向药物治疗

目前转移性肾癌的靶向治疗研究大部分集中于肾透明细胞癌,而对于非透明细胞癌患者,由于样本量少,缺乏相应的大型随机对照临床试验,目前系统治疗首选舒尼替尼或参加临床研究。

转移性肾透明细胞癌的一线治疗靶向药物包括舒尼替尼、帕唑帕尼、卡博替尼。舒尼替尼标准给药方案为 50 mg/次,1 次/d,服药 4 周,停药 2 周。但临床应用中大多数患者不能耐受该方案,高血压、蛋白尿及手足皮肤反应等不良反应发生率较高,部分患者甚至由于严重不良反应而停药。有研究表明"服药 2 周、停药 1 周"的给药方案有更好的耐受性以及类似的疗效。贝伐珠单抗联合 IFN-α 也被推荐作为转移性肾癌的一线治疗方案,与单用 IFN-α 相比,联合用药可明显延长无进展生存期,提高客观缓解率,但联合用药的毒性较大,大部分患者不能耐受,目前在临床上应用较少。索拉菲尼和卡博替尼为转移性肾癌的二线用药。

(四) mTOR 通路抑制剂

西罗莫司(CCI-779)可通过与结合蛋白结合形成的复合物来结合 mTOR 的结构域,阻断 mTOR 信号通路,抑制肿瘤细胞增殖、转化及肿瘤血管生成等过程。NCCN 指南建议,仅针对MSKCC 分级为高危的转移性肾癌患者,西罗莫司为 I 类推荐。依维莫司为一种口服 mTOR 抑制剂,主要用于舒尼替尼等VEGFR-TKI 治疗失败后的二线治疗。目前依维莫司二线治疗的地位正在下降,大型随机对照试验结果显示在转移性肾癌患者二线治疗中,卡博替尼及纳武单抗均较依维莫司有更好疗效。

(五) 免疫治疗

近年来,免疫治疗在晚期肾癌的治疗领域取得了突破性进展,免疫治疗逐步成为转移性肾癌治疗的新方向。

1. PD-1 单抗 纳武单抗和阿特珠单抗是目前的代表药。一项针对 TKI 治疗失败后的转移性肾癌患者的 III 期临床随机对照试验结果显示,与依维莫司相比纳武单抗在总生存期和客观缓解率上具有优势。目前,纳武单抗已被美国 FDA 批准作为转移性肾癌抗血管生成治疗失败后的二线治疗选择。阿特珠单抗的 I 期临床试验结果显示其客观缓解率为 15%,1 年和 2 年生存率分别为 81% 和 58%。

2. CTLA-4 单抗 常见药物有伊匹单抗和曲美木单抗,II期临床试验结果显示高剂量的伊匹单抗可以获得较高的客观缓解率,且可使 IL-2 治疗无效的患者获益。

3. 免疫联合靶向治疗 鉴于免疫治疗单药在晚期肾癌治疗获得中位无进展生存时间段,与靶向药物比较并无显著优势,因此早期联合应用于一线治疗成为主流趋势。帕博丽珠单抗联合阿昔替尼是第一个获批的用于晚期肾癌免疫联合靶向药物。此后美国FDA 批准了阿维鲁单抗联合阿昔替尼用于 PD-L1 阳性晚期肾癌患者的一线治疗。NCCN 对局部晚期/转移性肾透明细胞癌的用药指南更新(2022 年版)见表 16‑2。

表 16‑2　局部晚期/转移性肾透明细胞癌的用药指南更新(2022 年版)

		优 先 选 择	替 代 选 择
一线治疗	良好风险状态	舒尼替尼/帕唑帕尼 帕博丽珠单抗＋阿昔替尼 阿维鲁单抗＋阿昔替尼 仑伐替尼＋帕博丽珠单抗	伊匹单抗＋纳武单抗 卡博替尼 阿昔替尼 贝伐珠单抗＋IFN‑α 高剂量 IL‑2
	中等‑不良风险状态	伊匹单抗＋纳武单抗 卡博替尼 帕博丽珠单抗＋阿昔替尼 阿维鲁单抗＋阿昔替尼 仑伐替尼＋帕博丽珠单抗	舒尼替尼 帕唑帕尼 阿昔替尼 贝伐珠单抗＋IFN‑α 高剂量 IL‑2 西罗莫司
二线治疗	既往应用 VEGFR 抑制剂	纳武单抗 卡博替尼 仑伐替尼＋依维莫司 阿昔替尼 依维莫司 伊匹单抗＋纳武单抗	舒尼替尼 帕唑帕尼 索拉菲尼 贝伐珠单抗 高剂量 IL‑2 西罗莫司
	既往应用抗肿瘤免疫药物	卡博替尼 仑伐替尼＋依维莫司 阿昔替尼 依维莫司	

五、预后

全身转移是肾癌预后较差的表现,其中位生存期仅为 13 个月,1 年生存率不到 50%,五年生存率不到 10%。统计学表明同期发生转移的患者预后更差,绝大多数患者会在一年内因疾病进展而死亡。而非同期发生转移的患者,其发生转移的间隔被证明是有价值的预后因素,因为它可以反映疾病的进展状况。

(朱洪旭)

参考文献

[1] Motzer RJ, Escudier B, McDermott DF, et al. Nivolumab versus everolimus in advanced renal-cell carcinoma[J]. N Engl J Med, 2015, 373(19): 1803-1813.

[2] Brahmer JR, Tykodi SS, Chow LQ, et al. Safety and activity of anti-PD-L1 antibody in patients with advanced cancer[J]. N Engl J Med, 2012, 366(26): 2455-2465.

[3] Yang JC, Hughes M, Kammula U, et al. Ipilimumab (anti-CTLA4 antibody) causes regression of metastatic renal cell cancer associated with enteritis and hypophysitis[J]. J Immunother, 2007, 30(8): 825-830.

[4] Pinotti E, Montuori M, Giani A, et al. Surgical treatment of liver metastases from kidney cancer: a systematic review[J]. ANZ J Surg, 2019, 89(1-2): 32-37.

[5] Kondo T, Nakazawa H, Oya M, et al. Clinical efficacy and prognostic factors of tumor progression in Japanese patients with advanced renal cell carcinoma treated with sorafenib[J]. Jpn J Clin Oncol, 2015, 45(3): 274-280.

[6] Apollonio G, Raimondi A, Verzoni E, et al. The role of metastasectomy in advanced renal cell carcinoma[J]. Expert Rev Anticancer Ther, 2019, 19(7): 603-611.

[7] Bracarda S, Porta C, Boni C, et al. Could interferon still play a role in metastatic renal cell carcinoma? A randomized study of two schedules of sorafenib plus interferon-alpha 2a (RAPSODY)[J]. Eur Urol, 2013, 63(2): 254-261.

[8] Motzer RJ, Barrios CH, Kim TM, et al. Phase II randomized trial comparing sequential first-line everolimus and second-line sunitinib versus first-line sunitinib and second-line everolimus in patients with metastatic renal cell carcinoma[J]. J Clin Oncol, 2014, 32(25): 2765-

2772.

[9] Wallis CJD, Klaassen Z, Bhindi B, et al. First-line systemic therapy for metastatic renal cell carcinoma: a systematic review and network meta-analysis[J]. Eur Urol, 2018, 74(3): 309 – 321.

[10] Motzer RJ, Escudier B, Tomczak P, et al. Axitinib versus sorafenib as second-line treatment for advanced renal cell carcinoma: overall survival analysis and updated results from a randomised phase 3 trial[J]. Lancet Oncol, 2013, 14(6): 552 – 562.

[11] Ouzaid I, Capitanio U, Staehler M, et al. Surgical metastasectomy in renal cell carcinoma: a systematic review[J]. Eur Urol Oncol, 2019, 2 (2): 141 – 149.

[12] Bianchi M, Sun M, Jeldres C, et al. Distribution of metastatic sites in renal cell carcinoma: a population-based analysis[J]. Ann Oncol, 2012, 23(4): 973 – 980.

[13] Hatzaras I, Gleisner AL, Pulitano C, et al. A multi-institution analysis of outcomes of liver-directed surgery for metastatic renal cell cancer[J]. HPB (Oxford), 2012, 14(8): 532 – 538.

[14] McKay RR, Kroeger N, Xie W, et al. Impact of bone and liver metastases on patients with renal cell carcinoma treated with targeted therapy[J]. Eur Urol, 2014, 65(3): 577 – 584.

[15] Staehler MD, Kruse J, Haseke N, et al. Liver resection for metastatic disease prolongs survival in renal cell carcinoma: 12-year results from a retrospective comparative analysis[J]. World J Urol, 2010, 28(4): 543 – 547.

[16] Moris D, Ronnekleiv-Kelly S, Rahnemai-Azar AA, et al. Parenchymal-sparing versus anatomic liver resection for colorectal liver metastases: a systematic review[J]. J Gastrointest Surg, 2017, 21(6): 1076 – 1085.

[17] Sun M, Meyer CP, Karam JA, et al. Predictors, utilization patterns, and overall survival of patients undergoing metastasectomy for metastatic renal cell carcinoma in the era of targeted therapy[J]. Eur J Surg Oncol, 2018, 44(9): 1439 – 1445.

[18] Alt AL, Boorjian SA, Lohse CM, et al. Survival after complete surgical resection of multiple metastases from renal cell carcinoma[J]. Cancer, 2011, 117(13): 2873 – 2882.

[19] Lyon TD, Thompson RH, Shah PH, et al. Complete surgical

metastasectomy of renal cell carcinoma in the post-cytokine era[J]. J Urol, 2020, 203(2): 275 - 282.

[20] Dr Hall B, Abel E J. The evolving role of metastasectomy for patients with metastatic renal cell carcinoma[J]. Urol Clin North Am, 2020, 47 (3): 379 - 388.

[21] Dabestani S, Marconi L, Bex A. Metastasis therapies for renal cancer [J]. Curr Opin Urol, 2016, 26(6): 566 - 572.

[22] Rini BI, Plimack ER, Stus V, et al. Pembrolizumab plus axitinib versus sunitinib for advanced renal-cell carcinoma[J]. N Engl J Med, 2019, 380(12): 1116 - 1127.

[23] Motzer RJ, Penkov K, Haanen J, et al. Avelumab plus axitinib versus sunitinib for advanced renal-cell carcinoma[J]. N Engl J Med, 2019, 380(12): 1103 - 1115.

[24] McDermott DF, Regan MM, Clark JI, et al. Randomized phase Ⅲ trial of high-dose interleukin - 2 versus subcutaneous interleukin - 2 and interferon in patients with metastatic renal cell carcinoma[J]. J Clin Oncol, 2005, 23(1): 133 - 141.

[25] Fisher RI, Rosenberg SA, Fyfe G. Long-term survival update for high-dose recombinant interleukin - 2 in patients with renal cell carcinoma [J]. Cancer J Sci Am, 2000, 6(Suppl 1): S55 - S57.

[26] Motzer RJ, Hutson TE, Tomczak P, et al. Sunitinib versus interferon alfa in metastatic renal-cell carcinoma[J]. N Engl J Med, 2007, 356 (2): 115 - 124.

[27] Motzer RJ, Bacik J, Murphy BA, et al. Interferon-alfa as a comparative treatment for clinical trials of new therapies against advanced renal cell carcinoma [J]. J Clin Oncol, 2002, 20 (1): 289 - 296.

[28] Escudier B, Pluzanska A, Koralewski P, et al. Bevacizumab plus interferon alfa - 2a for treatment of metastatic renal cell carcinoma: a randomised, double-blind phase Ⅲ trial[J]. Lancet, 2007, 370(9605): 2103 - 2111.

[29] Escudier B, Eisen T, Stadler WM, et al. Sorafenib in advanced clear-cell renal-cell carcinoma[J]. N Engl J Med, 2007, 356(2): 125 - 134.

[30] Motzer RJ, Hutson TE, Tomczak P, et al. Overall survival and updated results for sunitinib compared with interferon alfa in patients

with metastatic renal cell carcinoma[J]. J Clin Oncol, 2009, 27(22): 3584 - 3590.

[31] Porta C, Gore ME, Rini BI, et al. Long-term safety of sunitinib in metastatic renal cell carcinoma[J]. Eur Urol, 2016, 69(2): 345 - 351.

[32] Sternberg CN, Davis ID, Mardiak J, et al. Pazopanib in locally advanced or metastatic renal cell carcinoma: results of a randomized phase III trial[J]. J Clin Oncol, 2010, 28(6): 1061 - 1068.

[33] Choueiri TK, Escudier B, Powles T, et al. Cabozantinib versus everolimus in advanced renal-cell carcinoma[J]. N Engl J Med, 2015, 373(19): 1814 - 1823.

[34] Motzer RJ, Escudier B, Oudard S, et al. Phase 3 trial of everolimus for metastatic renal cell carcinoma: final results and analysis of prognostic factors[J]. Cancer, 2010, 116(18): 4256 - 4265.

[35] Moch H, Cubilla AL, Humphrey PA, et al. The 2016 WHO classification of tumours of the urinary system and male genital organs-part A: renal, penile, and testicular tumours[J]. Eur Urol, 2016, 70(1): 93 - 105.

[36] Chen W, Zheng R, Zhang S, et al. Cancer incidence and mortality in China, 2013[J]. Cancer Lett, 2017, 401: 63 - 71.

[37] Jonasch E. NCCN guidelines updates: management of metastatic kidney cancer[J]. J Natl Compr Canc Netw, 2019, 17(5. 5): 587 - 589.

[38] Ljungberg B, Albiges L, Abu-Ghanem Y, et al. European Association of Urology Guidelines on renal cell carcinoma: the 2019 update[J]. Eur Urol, 2019, 75(5): 799 - 810.

[39] Delahunt B, Cheville JC, Martignoni G, et al. The International Society of Urological Pathology (ISUP) grading system for renal cell carcinoma and other prognostic parameters[J]. Am J Surg Pathol, 2013, 37(10): 1490 - 1504.

[40] Holger M, Peter AJ, Thomas MU, et al. WHO classification of tumours of the urinary system and male genital organs[M]. Fourth edition. Lyon: International agency for research on cancer, 2016.

[41] Alan WP, Roger RD, Louis RK, et al. Campbell-walsh-wein urology[M]. Twelfth edition. Philadelphia: Elsevier, 2019.